Peter Selg (Hg.)

„Und in der Tat, dies wirkte“

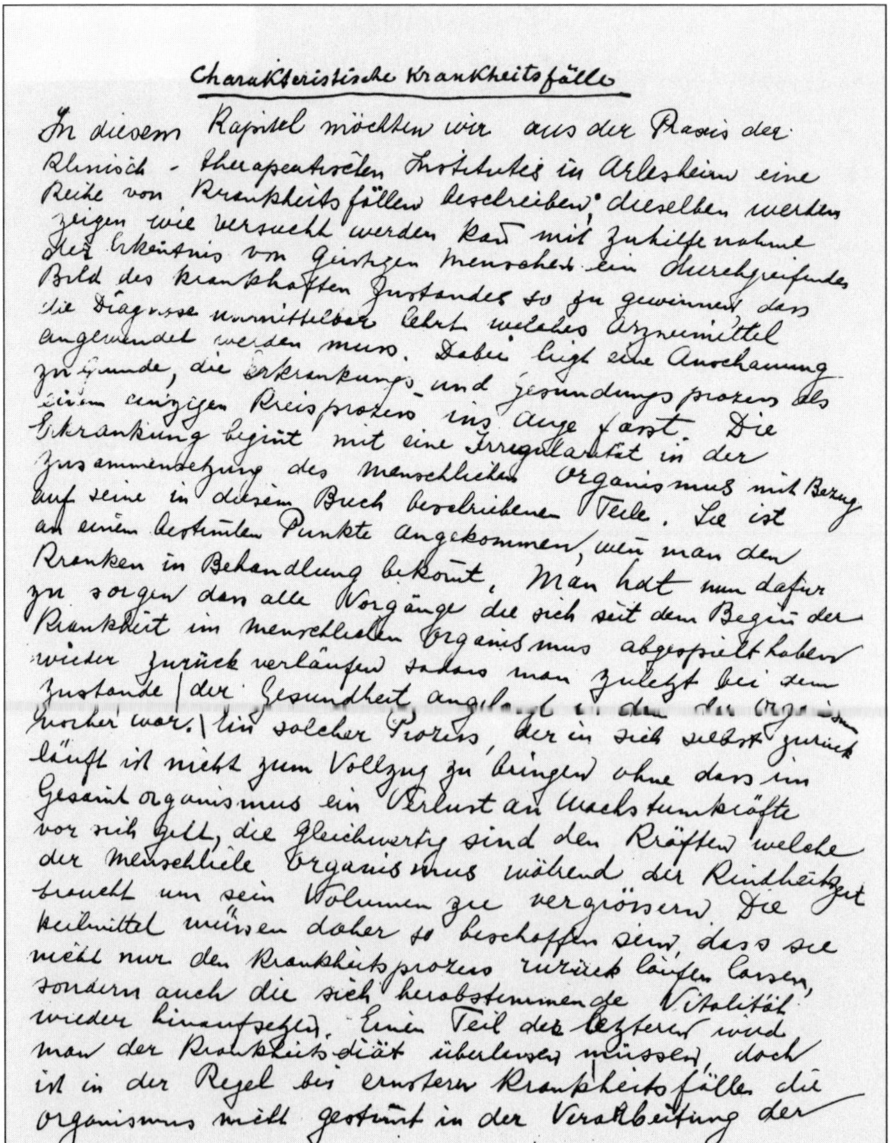

Charakteristische Krankheitsfälle

In diesem Kapitel möchten wir aus der Praxis des Klinisch-Therapeutischen Institutes in Arlesheim eine Reihe von Krankheitsfällen beschreiben. dieselben werden zeigen wie versucht werden kann mit Zuhilfenahme der Erkenntnis vom geistigen Menschen ein durchgreifendes Bild des krankhaften Zustandes so zu gewinnen dass die Diagnose unmittelbar lehrt welches Arzneimittel angewendet werden muss. Dabei liegt eine Anschauung zu Grunde, die Erkrankungs- und Gesundungsprozess als einen einzigen Kreisprozess ins Auge fasst. Die Erkrankung beginnt mit einer Irregularität in der Zusammensetzung des menschlichen Organismus mit Bezug auf seine in diesem Buch beschriebenen Teile. Sie ist an einem bestimmten Punkte angekommen, wenn man den Kranken in Behandlung bekommt. Man hat nun dafür zu sorgen dass alle Vorgänge die sich seit dem Beginn der Krankheit im menschlichen Organismus abgespielt haben wieder zurück verlaufen sodass man zuletzt bei dem Zustande | der Gesundheit angelangt ist, den der Organismus vorher war. | Ein solcher Prozess, der in sich selbst zurück läuft ist nicht zum Vollzug zu bringen ohne dass im Gesamtorganismus ein Verlust an Wachstumkräfte vor sich geht, die gleichwertig sind den Kräften welche der menschliche Organismus während der Kindheitszeit braucht um sein Volumen zu vergrössern. Die Heilmittel müssen daher so beschaffen sein, dass sie nicht nur den Krankheitsprozess zurück laufen lassen, sondern auch die sich herabstimmende Vitalität wieder hinaufsetzen. Einen Teil des letzteren wird man der Krankheitsdiät überlassen müssen, doch ist in der Regel bei ersteren Krankheitsfällen die Organismus nicht gestört in der Verarbeitung der

Ita Wegman: „Grundlegendes für eine Erweiterung der Heilkunst nach geisteswissenschaftlichen Erkenntnissen". Manuskriptseite (Kapitel 19, S. 1)

Peter Selg (Hg.)

„Und in der Tat, dies wirkte"

Die Krankengeschichten des Buches «Grundlegendes für eine Erweiterung der Heilkunst nach geisteswissenschaftlichen Erkenntnissen» von Rudolf Steiner und Ita Wegman

Eine Dokumentation

Natura Verlag im
Verlag am Goetheanum

Schriftenreihe
des
Ita Wegman Archivs

Band 10

Herausgegeben vom

Ita Wegman Institut
für anthroposophische Grundlagenforschung
Pfeffinger Weg 1A
CH 4144 Arlesheim

und der

Medizinischen Sektion am Goetheanum
Freie Hochschule für Geisteswissenschaft
CH 4143 Dornach

Der Verlag am Goetheanum im Internet: www.VamG.ch

Einbandgestaltung von Gabriela de Carvalho

Gesamtherstellung: fgb · freiburger graphische betriebe

ISBN 978-3-7235-1315-6

Dr. med. Hilma Walter
(1893-1976)
gewidmet

Im Krankheitsverlaufe ist nicht nur der lokalisierte Krankheitsprozess, sondern die Gesamtveränderung des Organismus zu berücksichtigen und diese in den rückläufigen [Heilungs-] Prozess einzubeziehen.
Wie das im Einzelnen zu denken ist, werden bestimmte Fälle, die wir nun charakterisieren wollen, zeigen.

Rudolf Steiner/Ita Wegman

Inhalt

Geleitwort

Das Buch „Grundlegendes für eine Erweiterung der Heilkunst nach geisteswissenschaftlichen Erkenntnissen“ wurde von Rudolf Steiner und Ita Wegman verfasst und erschien 1925 in erster Auflage, vor nunmehr 82 Jahren. Es sollte der erste Band eines größeren medizinischen Lehrwerkes sein, das aufgrund der Erkrankung und des Todes Rudolf Steiner jedoch nicht mehr vollendet werden konnte.

Trotzdem die Fortsetzung des Manuskriptes unbedingt wünschenswert gewesen wäre, wurde auch sein Ende März 1925 abgeschlossener und ein halbes Jahr später in Buchform publizierter Teil zu einem wirklichen Grundlagenwerk der von Rudolf Steiner und Ita Wegman ermöglichten Medizin. Bereits drei Generationen von anthroposophischen Ärzten leben mittlerweile mit dem ideellen Gehalt des Buches, durchdrangen es in gemeinschaftlichen Arbeitskreisen und in individuellem Studium immer weiter und erfuhren seine große Hilfe in ihrem medizinischen Denken und ihrer ärztlicher Praxis. Auch in den internationalen Ärztefortbildungen, die seit vielen Jahren von der Medizinischen Sektion der Freien Hochschule für Geisteswissenschaft in Dornach weltweit abgehalten werden, steht die Arbeit an den einzelnen Kapiteln des Buches mit im Zentrum der einzelnen Fachgruppen.

Es ist ein glückliches Zusammentreffen, dass die von Peter Selg vorgelegte Dokumentation der Krankengeschichten des Buches „Grundlegendes für eine Erweiterung der Heilkunst nach geisteswissenschaftlichen Erkenntnissen“ von Rudolf Steiner und Ita Wegman gerade rechtzeitig zur Jahreskonferenz der Anthroposophisch-Medizinischen Bewegung 2007 am Goetheanum in Dornach publiziert werden kann. Diese Konferenz ist nicht nur dem Wesen und der Wirkung anthroposophischer Arzneimittel gewidmet, sondern auch der Studienarbeit an den Krankengeschichten und Heilmitteln des Buch „Grundlegendes“. Diese Studienarbeit aber erfährt durch die vorliegende Publikation wertvollste Anregungen. Denn die von Peter Selg erarbeitete und herausgegebene Dokumentation enthält neben Original-Krankenunterlagen und weiteren Nachlassdokumente auch die dazugehörigen Ausführungen aus dem Notizbuchnachlass von Hilma Walter, der engen ärztlichen Mitarbeiterin Ita Wegmans, so wie aus Wegmans Ärzte-und Patientenkorrespondenz.

Es ist mit dieser Publikation aber auch für das Studium der Anthroposophischen Medizin ganz generell ein besonderer Meilenstein gesetzt. Erstmals ist es möglich, die Arbeitsweise Rudolf Steiners und Ita Wegmans im Umgang mit der Darstellung einer Krankengeschichte zu studieren. Zu dem kann deutlicher nachvollzogen werden, wie Diagnostik und Therapie im 1921 begründeten Klinisch-Therapeutischen Institut (der heutigen Ita Wegman Klinik) dazumal gehandhabt wurden.Die Frage kann verfolgt werden, welche Art der Bearbeitung und Auswahl der darzustellenden Fakten vorgenommen wurden, um den Krankengeschichten die Form zu geben, die sie im „Grundlegenden" haben. Viele anthroposophische Ärzte haben seit dem Erscheinen des Buches im Herbst 1925 immer wieder den Wunsch gehabt, Einsicht in diese Krankenakten nehmen zu dürfen.Dieser Wunsch konnte jedoch nur selten und zudem immer nur auf persönlichen Wegen realisiert werden.

Umso mehr ist es Peter Selg zu danken, dass er sich der notwendigen Aufgabe gestellt hat, diese für die Arbeit so wichtigen Dokumente aufzuarbeiten und zu publizieren. Seit dem er im Vorstand des Wegman Archivs mitarbeitet und das von ihm begründete Ita Wegman Instituts in Arlesheim leitet, werden nicht nur wertvollste Dukumente und Materialien zum Studium der Anthroposophischen Medizin zugänglich, sondern es ist auch möglich, die Arbeit der Medizinischen Sektion am Goetheanum – der von Rudolf Steiner und Ita Wegman begründeten Abteilung für Medizin an der Freien Hochschule für Geisteswissenschaft – durch diese Publikationen in einer äusserst hilfreichen Weise zu unterstützen.Dafür möchte ich Peter Selg im Kontext des Erscheinens dieser besonderen Publikation auch im Namen der weltweiten Mitarbeiterschaft der Medizinischen Sektion am Goetheanum einmal in aller Form auf das allerherzlichste danken.

Medizinische Sektion am Goetheanum *Dr. med. Michaela Glöckler*

Dornach, 28. August 2007

Einleitung

> Ich habe von Anfang an, als hier [in der anthroposophischen Gesellschaft und Bewegung] medizinische Betätigungen auftreten sollten, gesagt, es komme nicht darauf an, einzelne Heilmittel anzubieten, sondern eine medizinische Methode.
>
> Rudolf Steiner, 31.1.1923 (259, 236[1])

1. Zur Entstehungsgeschichte des Buches „Grundlegendes für eine Erweiterung der Heilkunst nach geisteswissenschaftlichen Erkenntnissen" (Dornach [1] 1925)

Rudolf Steiner (1861–1925) hatte bereits kurz nach dem Beginn des 20. Jahrhunderts zahlreichen Ärzten, die der Theosophie bzw. Anthroposophie nahe standen, Hilfestellungen für ihre medizinische Praxis erteilt – durch geisteswissenschaftliche Aspekte einer vertieften pathologisch-therapeutischen Erkenntnis, die zu konkreten Heilverfahren und Heilmitteln führte.[2] Als nach dem Ende des Ersten Weltkriegs die anthroposophische Bewegung immer mehr in die Öffentlichkeit trat und neben der Begründung der Stuttgarter Waldorfschule – sowie zahlreicher weiterer Unternehmungen – auch die Eröffnung von anthroposophischen Kliniken (mit assoziierter Heilmittelfabrikation und -vermarktung) ins Auge gefasst wurde, forderte Rudolf Steiner die anthroposophisch orientierten Ärzte wiederholt dazu auf, die Methodik ihrer geisteswissenschaftlich erweiterten Medizin (die einzelne von ihnen seit fast zwei Jahrzehnten erfolgreich praktizierten) in öffentlichen Vorträgen und Publikationen zu vertreten. Steiner erwartete, dass die Ärzte – die viele seiner menschenkundlichen und naturwissenschaftlichen Kurse sowie (seit dem Frühjahr 1920) auch medizinische Vorträge von ihm gehört hatten – entsprechende Aktivitäten entfalten würden, um die neue Heilkunst in nachvollziehbarer Weise einer größeren Bekanntheit zuzuführen und in den wissenschaftlichen Diskurs der Medizin zu stellen. Tatsächlich aber fühlten sich die

---

[1] Rudolf Steiner Gesamtausgabe, Band 259, S. 236. Vgl. Literaturverzeichnis, S. 188.

[2] Vgl. Peter Selg: „Eine kurze Skizze der Geschichte anthroposophischer Medizin bis zum Tode Rudolf Steiners." In: Peter Selg (Hg): *Anthroposophische Ärzte. Arbeits- und Lebenswege im 20. Jahrhundert.* Dornach 2000, S. 25ff.

anthroposophischen Ärzte angesichts dieser Aufgabe überfordert; auch das von Rudolf Steiner vorgeschlagene und erhoffte „Vademecum“ der anthroposophischen Medizin blieb für viele Jahre ungeschrieben. Als Rudolf Steiner im Mai 1922 in Holland gefragt wurde, welches der „letzte“ Termin für das Erscheinen des benötigten „Vademecum“-Buches sei, antwortete er: „Letzter Termin? Juni 1921!“[3]

Noch Ende 1922 lud Ita Wegman den begabten und wissenschaftlich orientierten anthroposophischen Arzt Sigfrid Knauer – der am Stuttgarter Klinisch-therapeutischen Institut arbeitete – für einige Zeit nach Arlesheim ein, um dort Grundlagenarbeiten zu leisten und das gewünschte Buch zu verfassen. Am 15. November 1922 schrieb sie an Knauer: „Herr Dr. Steiner selbst verspricht sich eine fruchtbare Arbeit und wird dann auf positive Fragen unsererseits seine Forschungen anstellen, wodurch er uns natürlich ungeheuer viel helfen könnte.“[4] Sigfrid Knauer aber war nur für kurze Zeit in Arlesheim, und arbeitete im wesentlichen in Stuttgart weiter – ein halbes Jahr später, am 5.5. 1923 hieß es in einem weiteren Brief Ita Wegmans an ihn: „Mich würde es auch freuen, von Zeit zu Zeit zu hören, was Sie mit Ihrer Vademecum-Arbeit für Fortschritte machen. Soviel ich weiss, ist Noll jetzt intensiv damit beschäftigt, um ein Vademecum zu schreiben, und hat versprochen, bis 1. August damit fertig zu sein. Wir hoffen aber sehr, dass auch Sie Ihren Vorsatz, das Vademecum zu machen, nicht fallen lassen werden. Wie steht es mit Ihren Beobachtungen zum Carcinom?“

Ita Wegman selbst, die aus Java kam, sich in der deutschen Sprache nur bedingt zu Hause fühlte und der modernen Naturwissenschaft sowie der akademischen Welt weitgehend distanziert gegenüberstand[5], hielt sich nicht für die geeignete Person, um das wissenschaftlich notwendige und für eine breite Öffentlichkeit bestimmte „Vademecum“-Werk selbständig zu verfassen. Sie leitete seit dem Sommer 1921 ihre anthroposophische Klinik in Arlesheim mit großem therapeutischen Elan, und kümmerte sich frühzeitig um die menschlichen und organisatorischen Voraussetzungen für die internationale Verbreitung der von Rudolf Steiner ermöglichten Heilkunst.[6] Sie sah sich nicht als

---

[3] Vgl. Willem Zeylmans van Emmichoven: „Rudolf Steiner in Holland“. In: M.J. Krück von Poturzyn: *Wir erlebten Rudolf Steiner. Erinnerungen seiner Schüler.* Stuttgart [3] 1967, S. 258.

[4] Dieser und die nachfolgenden zitierten Briefe Ita Wegmans befinden sich im Ita Wegman Archiv, Arlesheim.

[5] Zu Ita Wegman vgl. Emanuel Zeylmans van Emmichoven: *Wer war Ita Wegman. Eine Dokumentation.* 3 Bände. Heidelberg [1] 1990/1992.

[6] Vgl. hierzu Peter Selg (Hg.): *Ita Wegman. Medizinisch-therapeutische Korrespondenzen.* Dornach 2007.

wissenschaftliche Schriftstellerin, fühlte sich jedoch dazu aufgerufen, die geeigneten Rahmenbedingungen für die Entfaltung der Arbeit zu schaffen. Wie sehr Wegman bereits zum Zeitpunkt ihres zweiten Briefes an Knauer entsprechende Gesichtspunkte verfolgte, zeigen viele ihrer Nachlassdokumente. Am 17. Mai 1923 schrieb sie beispielsweise an den holländischen Großkaufmann und Vertreter der anthroposophischen Heilmittelbetriebe (ILAG), Joseph van Leer, nach Wien:

> In England hat die grosse Reklame für Biodoron gut eingeschlagen und scheint die Sache zu gehen wie auch Gencydo und Infludo. Denzler war in London und brachte die besten Nachrichten mit heim.
> Auch Madame Ricardo ist es gelungen, in New York eine Aktiengesellschaft zu gründen teilweise mit dem Geld von Miss Annie Morgan. Madame Ricardo wird Mitte Juni wieder zurück sein, sobald die Sache da arrangiert ist. Es muss ganz Madame Ricardo überlassen werden, weil diese A.G. durch ganz persönliche Beziehungen zustande kommt. Wenn alles natürlich und gut bis zum letzten Moment abläuft, werden wir dadurch aus viel Sorgen heraus sein.
> Inzwischen haben wir hier auch mit Gencydo-Propaganda angefangen, und sogar in der Schweiz schlägt es ein und haben wir schon viele Bestellungen bekommen. Ihr Pessimismus hat nun wahrhaftig jetzt, wie Sie sehen, nicht viel Zweck gehabt. Mir haben Sie dadurch auf keinen Fall auf irgend eine Art die Hoffnung genommen oder nur im geringsten erschüttert. Ich hoffe, dass Sie den jetzt auch wieder verloren haben und an Ihren guten Elementargeist denken, der es so gut mit Ihnen meint und Sie so gern hat.

*

Bis spätestens Sommer 1923 war Rudolf Steiner im Verlauf einer Krisenbesprechung mit der Stuttgarter Ärzteschaft um Ludwig Noll, Friedrich Husemann und Sigfrid Knauer Ende Januar 1923 die Vollendung des „Vademecums" zugesagt worden; aber auch dieser Termin verstrich, ohne dass ein entsprechendes Manuskript in Dornach eingetroffen wäre. Zeitgleich – im Sommer 1923 – begann Rudolf Steiners intensive Zusammenarbeit mit Ita Wegman, die in medizinischer Hinsicht bereits nach Eröffnung der Arlesheimer Klinik (im Juni 1921) ihren Anfang genommen hatte, nun aber eine vertiefte spirituelle Dimension gewann und zu einer tragenden Arbeitsfreundschaft wurde.[7] Ab dem Sommer 1923 begleitete Ita Wegman Rudolf

---

[7] Vgl. Emanuel Zeylmans van Emmichoven, a.a.O. sowie Peter Selg: *„Ich bin für Fortschreiten". Ita Wegman und die medizinische Sektion.* Dornach [1] 2003 und Peter Selg: *„Ich bleibe bei Ihnen". Rudolf Steiner und Ita Wegman. München, Pfingsten 1907. Dornach, 1923-1925.* Stuttgart 2007.

Steiner auf vielen seiner Vortragsreisen; nahezu in allen besuchten Städten sahen sie nun gemeinsam Patienten und hielten medizinische Besprechungen ab. Ende September 1923 schrieb Ita Wegman aus Wien – nach einem dortigen Treffen mit Rudolf Steiner und Joseph van Leer – an ihre Arlesheimer Klinikkollegin Hilma Walter: *„Unser Laboratoriumsgeschäft ist in ein neues Stadium getreten. Es kommt überhaupt viel anderes."* (1.10.1923). In den Wiener Tagen ließ Rudolf Steiner nach einem Ärztevortrag in kleiner Runde erstmals verlauten, er werde nun das lange erwartete medizinische Buch selbst schreiben – gemeinsam mit Dr. Wegman.

Diese Arbeit begann bereits kurz nach dem Wiedereintreffen in Dornach, Anfang Oktober 1923. Rudolf Steiner erhöhte die Zahl seiner Besuche in der Arlesheimer Klinik, sah und besprach viele Patienten gemeinsam mit Wegman – und traf sich jeden Abend mit ihr zur Arbeit an dem Buchmanuskript. *„Das wissenschaftliche Buch macht Fortschritte"*, schrieb Ita Wegman bereits am 24. Oktober in einem Brief. Wie die Nachlassdokumente Ita Wegmans erkennen lassen, war die Niederschrift und Publikation des medizinischen Lehrbuches dabei nur *ein* Aspekt der von Steiner/Wegman intendierten Initiative zur Impulsierung der anthroposophischen Ärzteschaft; sie war immanent mit der Bemühung verbunden, die Heilmittelherstellung und -verbreitung zu intensivieren, den wissenschaftlichen Aspekt der anthroposophischen Heilkunst deutlicher herauszuarbeiten und die bereits gehaltenen medizinischen Vorträge Rudolf Steiners in angemessener Weise herauszugeben, ja eine umfassende medizinische Bewegung in die Welt zu stellen.

In Dornach sprach Rudolf Steiner in einem Vortrag vom 9. November 1923 erstmals von einem anthropologisch fundierten *„System der Medizin"* bzw. einem „rationellen System der Heilkunde", dessen Schaffung zu den Zeitnotwendigkeiten der Gegenwart gehöre, und beschrieb, wie ein solches „System" prinzipiell aufgebaut sein müsse – ausgehend von der Pathogenität menschlicher Stoffwechselprozesse[8]. Rudolf Steiner skizzierte die geistigen Hintergründe der funktionellen Systeme des menschlichen Leibes und ihre Inklination zu Krankheits- und Gesundungsprozessen – und sprach indirekt über die aktuell von ihm gemeinsam mit Ita Wegman unternommene Arbeit, die den von ihm in seinem Vortrag skizzierten Aufbau vorwies. Wie sich die Manuskriptniederschrift im einzelnen vollzog und welche Kapitel des Buches zu

---

[8] Vgl. 230, 172ff.

welcher Zeit entstanden, ist dokumentarisch nicht bekannt.[9] Die nach Rudolf Steiners Tod, in den krisenhaften Zeiten der Anthroposophischen Gesellschaft, wiederholt vorgebrachte Behauptung, die Bedeutung Ita Wegmans für das Zustandekommen des Buches hätte lediglich in einer Auswahl von Patientengeschichten bestanden, ist jedoch mit Sicherheit unzutreffend. Wie anhand einzelner Manuskriptseiten bzw. -entwürfe Ita Wegmans – außerhalb der ihr zugeschriebenen Kapitel – eindeutig gezeigt werden konnte, gingen manche ihrer Aspekte, Akzentuierungen und Formulierungen in direkter Weise in den Haupttext ein[10], auch wenn dessen endgültige Niederschrift und Korrektur bei Rudolf Steiner lag.[11] Im übrigen äußerte sich Rudolf Steiner im Sommer und Herbst 1924 in mehreren Vorträgen eindeutig über die wesentliche Mitwirkung Wegmans an der medizinische Erkenntnisarbeit[12], bezeichnete sie als seine „liebe Freundin und Mitarbeiterin auf medizinischem und auf sonstigem geistesforscherischem Gebiete, auf dem Gesamtgebiete der Geistesforschung“[13] und verdeutlichte diese Zusammenhänge anhand praktizierter Arbeitsgemeinschaften in alten Mysterienstätten, ihrer Wiederaufnahme und Wendung zur Zukunft. Ita Wegman hatte Rudolf Steiner im Sommer 1923 um eine christliche Erneuerung des alten Mysterienwissens und um die Begründung einer neuen Mysterienmedizin gebeten; ihre entsprechende Frage war der Ausgangspunkt entscheidender Entwicklungen in der letzten

---

[9] Zur Buchniederschrift vgl. die Darstellungen von Madeleine P. van Deventer, Walter Holtzapfel und Emanuel Zeylmans van Emmichoven (s. Literaturverzeichnis). – Von den 20 Kapiteln des Buches liegen 18 in der Handschrift Rudolf Steiners und 2 (Kap. 19 und 20, „Charakteristische Krankheitsfälle“ und „Typische Heilmittel“) in der Handschrift Ita Wegmans vor (Rudolf Steiner Archiv, Dornach). Das Kapitel Heil-Eurythmie entstand sehr spät und wurde in das bereits bestehende Buchmanuskript eingefügt, ebenso das erste Kapitel („Wahre Menschenwesen-Erkenntnis als Grundlage medizinischer Kunst“). – Die Tatsache, dass das Kapitel „Charakteristische Krankheitsfälle“ nur in Handschrift Ita Wegmans vorliegt, impliziert nicht ihre alleinige Autorschaft. Neben umfangreichen Zitaten aus den Krankenakten Hilma Walters (sowie Margarete Bockholts) ist sehr wahrscheinlich davon auszugehen, dass die Formulierungen der geisteswissenschaftlichen Befunde auf Rudolf Steiner zurückgehen.

[10] Vgl. hierzu Walter Holtzapfel: „Zu der vorausgehenden „Vorrede“ [Ita Wegmans]. In: Rundbrief Nr. VI der Medizinischen Sektion am Goetheanum, 1.5.1973.

[11] „Von Menschen, die es miterlebt haben, wird berichtet, dass während der relativ langen Entstehungszeit des medizinischen Buches Kapitel um Kapitel von den beiden Autoren gemeinsam durchgesprochen und dann zunächst von Frau Dr. Wegman formuliert und niedergeschrieben wurde. Gewiss stammt die endgültige Formulierung wohl fast immer von Rudolf Steiner.“ (Walter Holtzapfel, ebd.)

[12] Vgl. insbesondere Steiners Torquaier Vorträge vom 14. und 21. August 1924 (GA 243) sowie die diesbezüglichen Ausführungen von Emanuel Zeylmans van Emmichoven, a.a.O., Bd. 2, S. 99-117.

[13] 319, 220

Etappe der anthroposophischen Bewegung zu Lebzeiten Rudolf Steiners geworden, die in die Dornacher Weihnachtstagung des Jahres 1923/24 mündete.[14]

Bereits im Vorfeld der Dornacher Weihnachtstagung und im Zuge ihrer begonnenen, engen Zusammenarbeit mit Rudolf Steiner ließ Ita Wegman in Briefen an ärztliche Kollegen erkennen, dass die Verantwortung für die anthroposophisch-medizinische Bewegung künftig von Rudolf Steiner und ihr wahrgenommen würde („*Und fortan soll nach seinem Wunsche alles, was das Medizinische betrifft, von ihm zusammen mit mir überlegt und zur Ausführung gebracht werden.*" 16.12.1923, an M. van Deventer) Auf der Weihnachtstagung, durch die er den Vorsitz der Allgemeinen Anthroposophischen Gesellschaft und damit die Führung der Gesellschaft persönlich übernahm, betonte Rudolf Steiner immer wieder die Bedeutung der Heilkunst für die anthroposophische Bewegung und die nunmehr begründete (oder neu begründete[15]) Freie Hochschule für Geisteswissenschaft. Rudolf Steiner nannte die Medizin in seinen Tagungsvorträgen die *„wichtigste Lebenspraxis, die aus der Erkenntnis des Menschen folgen kann"*[16] und führte die Medizin wiederholt als das zentrale Beispiel (oder Paradigma) der mit der Weihnachtstagung verbundenen geistigen Neuanfänge an.[17] Es gehe in schwieriger geschichtlicher Wirkenszeit darum, so Steiner in deutlicher Kritik an den verbreiteten Kompromisstendenzen in der anthroposophischen Gesellschaft und Bewegung (darunter auch der Ärzteschaft), die Anthroposophie offen, direkt und als solche zu vertreten. Bereits im Eröffnungsvortrag der Tagung sagte Rudolf Steiner: „Ganz gewiss wird Anthroposophie für das Medizinische, namentlich für die Therapeutik unfruchtbar bleiben, wenn die Tendenz besteht, innerhalb des medizinischen Betriebes in der anthroposophischen Bewegung die Anthroposophie als solche in den Hintergrund zu drängen und etwa den medizinischen Teil unserer Sache so zu vertreten, dass wir denen gefallen, die vom heutigen Gesichtspunkte aus Medizin vertreten. Wir müssen mit aller Cou-

---

[14] Zur Dornacher Weihnachtstagung 1923/24 vgl. u.a. die Darstellungen von Rudolf Grosse: *Die Weihnachtstagung als Zeitenwende.* Dornach [1] 1956 und Sergej O. Prokofieff: *Menschen mögen es hören. Das Mysterium der Weihnachtstagung.* Stuttgart [1] 2002

[15] Vgl. hierzu Peter Selg: *Vom Umgang mit dem Werk Rudolf Steiners. Ursprung, Krise und Zukunft des Dornacher Goetheanum.* Dornach 2007, S. 108f.

[16] 260, 118

[17] Vgl. hierzu Peter Selg: *„Die Medizin muss Ernst machen mit dem geistigen Leben". Rudolf Steiners Hochschulkurse für die „jungen Mediziner".* Dornach 2006 (insbesondere Kapitel 1 und 2, „Die Intentionen der Weihnachtstagung" bzw. „Die Weihnachtstagung und die Heilkunst") sowie *„Ich bleibe bei Ihnen". Rudolf Steiner und Ita Wegman. München, Pfingsten 1907. Dornach, 1923-1925.* Stuttgart 2007.

rage die Anthroposophie in alles Einzelne, auch in das Medizinische, hineintragen."[18] Als Rudolf Steiner in einem Treffen der anthroposophischen Generalsekretäre während der Tagung gefragt wurde, ob es denn wirklich ratsam sei, bei jeder entsprechenden Initiative deren anthroposophischen Charakter von vornherein zu betonen, antworte Steiner sehr betont anhand der Medizin – und sagte:

> Denken wir einmal an ein Beispiel par excellence, an die Medizin. Nun kann man heute die Medizin nicht fortführen über das hinaus, was sie heute ist und was eben durchaus nicht genügt, wenn man nicht beginnt, weil dort erst die wirklichen Krankheitsursachen liegen, vom ätherischen Leib des Menschen, vom astralischen Leib und der Ich-Organisation zu sprechen. Also es ist nötig, dasjenige, was Anthroposophie als Inhalt enthält, einfach vor die Welt hinzustellen. Und wir haben auch da die Erfahrungen gemacht, die wirklich sehr lehrreich waren. Frau Dr. Wegman hat mit mir zusammen in London, in Wien und im Haag Kurse veranstaltet. Der eine der Kurse war ja bei Dr. Zeylmans in seinem holländischen Institut; und ich habe Vorträge gehalten vor Ärzten, denen ich absolut vom Anthroposophischen gesprochen habe, das heißt gesprochen habe, wenn es nötig war an der betreffenden Stelle, vom astralischen Leib, Ätherleib und so weiter. Dabei würde das eine ganz untergeordnete Rolle spielen, ob man die Terminologie so oder so gestaltet. Wenn man die Dinge tatsächlich handhabt, so ist man sogar manchmal versucht, an einer Stelle den Namen „Ätherleib" zu gebrauchen, an einer anderen Stelle den Ätherleib zu umschreiben. Zum Beispiel kann man, wo man Ätherleib sagen will, auch sagen: die substantiellen Wirkungen, die nicht vom Erdenzentrum aus bewirkt werden, sondern von der Weltenperipherie aus im einzelnen bewirkt werden. – Also, nicht wahr, an eine bestimmte Terminologie ist ja nur derjenige gebunden, der eigentlich nicht in der Sache drinnen steht. Wir haben doch [bei den Vorträgen in London, Wien und Den Haag] gefunden, dass in diesem Falle die Leute mit dem, was man sagt, etwas anzufangen wissen. Sie wissen: Es ist etwas, was neu in die Welt tritt. Währenddem, wenn man das vermeidet, so sagen sich die Leute: Gewiss, über das oder jenes Heilmittel in Beziehung zum menschlichen Organismus gibt es ja diese oder jene schöne Ansichten, die schon da waren und wieder weggegangen sind und so weiter, und da tritt wieder eine Ansicht auf. – Nun, nicht wahr, beurteilen sie es so, dass sie den einen klinischen Bericht oder eine klinische Abhandlung von irgendwo auswärts und eine andere klinische Abhandlung von uns sehen, ja, dann können sie es nicht unterscheiden. Wenn wir aber kommen mit dem, was uns wirklich hereinführt in das Zentrum des Krankseins, so kann man das nicht anders behandeln, als indem man von Ätherleib und so weiter spricht, wenn auch vielleicht mit einer anderen Terminologie. Dann wissen die Leute, woran sie sind. Und das ist auch das, was am weitesten geführt hat. Es kommt nicht eigentlich auf den Namen „Anthropo-

---

[18] 260, 47f.

sophie“ zunächst an, aber es kommt darauf an, dass man nirgends zurückschreckt vor dem, was sachlich notwendig ist.[19]

*

Rudolf Steiner nahm Ita Wegman während der Weihnachtstagung der Allgemeinen Anthroposophischen Gesellschaft in den von ihm neugebildeten Vorstand auf, und übergab ihr die Leitung der medizinischen Abteilung der Hochschule („Als weiteres Vorstandsmitglied muss ich Ihnen vorschlagen, aus namentlich den Tatsachen der letzten Wochen hier, diejenige Persönlichkeit, mit der ich in der Gegenwart so recht die Möglichkeit habe, anthroposophischen Enthusiasmus in der richtigen Weise auszuprüfen dadurch, dass ich mit ihr zusammen das medizinische System der Anthroposophie ausarbeite: Frau Dr. Ita Wegman. Sie hat ja durch ihre Arbeit – und namentlich durch die Auffassung ihrer Arbeit – gezeigt, dass sie auf diesem Spezialgebiete die Anthroposophie in rechter Weise zur Geltung bringen kann. Und ich weiß, dass das segenbringend wirken wird. Deshalb habe ich es auch unternommen, für die nächste Zeit schon das anthroposophische System der Medizin gemeinschaftlich mit Frau Dr. Wegman auszuarbeiten. Es wird der Welt vor Augen treten […].“[20]) Erneut – wie bereits zwei Monate zuvor – wurde von Rudolf Steiner auf diese Weise die Bedeutung eines neuen „Systems der Medizin“ hervorgehoben, nunmehr jedoch mit dem dezidierten Hinweis, dass er selbst mit Ita Wegman an einem solchen „System“ arbeite. Fünf Monate nach der Weihnachtstagung sagte Rudolf Steiner über das entstehende Buch mit Nachdruck in Paris:

> Es wird jetzt von Dornach aus durch die Bemühungen von Frau Dr. Wegman und mir in die Medizin dieser Zug hineinkommen durch eine demnächst herauskommende Publikation, die frank und frei von demjenigen spricht, was die okkulte Erkenntnis der Medizin geben kann. Das ist dasjenige, was als der tiefste Impuls auch der Weihnachtstagung [...] zugrunde gelegen ist.“

*

Wie Rudolf Steiners Schulungskurse für Medizinstudenten und junge Ärzte zeigten (die als erste Hochschulkurse unmittelbar nach der Weihnachtstagung am 2. Januar 1924 begannen[21]), war die von Steiner/Wegman verfasste Schrift

---

[19] 260, 88f.

[20] 260, 57

[21] Vgl. GA 316 und die in den letzten Jahren durch das Ita Wegman Institut publizierten Monographien zu den entsprechenden Kursen (vgl. Literaturverzeichnis, S. 187).

zugleich Teil einer großen Aus- und Weiterbildungsbemühung innerhalb der Medizin – in Richtung der Totalität des (physischen, seelischen und geistigen) Menschenwesens und seiner (in Gesundheit und Krankheit) schicksalstragenden und –gestaltenden Individualität. Dass das „franke und freie“ Sprechen des Buches von dem, *„was die okkulte Erkenntnis der Medizin geben kann“*, dabei für nicht unerhebliche Rezeptionsschwierigkeiten und –widerstände in der medizinischen Außenwelt sorgen würde, war Rudolf Steiner und Ita Wegman bewusst. Das in den Jahren zuvor von den Stuttgarter Ärzten erwartete Buch hätte eine andere Diktion vorgewiesen; im Verlauf des Jahres 1923 und seiner Entwicklungen aber hatte sich Rudolf Steiner entschieden, das Werk in offensiver Weise selbst zu gestalten – in einem Duktus, der die methodischen Erkenntnisstufen der geisteswissenschaftlichen Forschung und ihre Relevanz für eine Erkenntnis des Menschenwesens an den Beginn der Darstellung rückte, um dann den Weg zu einer spirituellen Krankheits- und Therapieerkenntnis schrittweise aufzuzeigen. In ihrem eigenen Vorwortentwurf schrieb Ita Wegman: „Wir sind durchaus der Meinung, dass das richtige Lesen dieses Buches jeden Arzt in die Lage versetzt, selbst die Krankheiten geistig anzuschauen. Wir wissen aber auch, da wir die Menschheit zu kennen glauben, dass ein solches Lesen nicht in allen Fällen eintreten wird, weil sich die Leser zunächst durch ihnen absonderliche Ausführungen ärgern werden. Und zwischen dem Geiste manches Lesers und dem Geiste des Buches wird der Ärger derjenigen stehen, die es nicht verwinden können, dass wir anderes sagen müssen, als sie selbst bisher gesagt haben.“[22]

Rudolf Steiners immense Beanspruchung nach der Weihnachtstagung – darunter die Hochschul-Begründung verschiedener Fachabteilungen, die Bemühung um eine Neuorganisation der Anthroposophischen Gesellschaft, die vielen Vortragsreisen und administrativen Aufgaben rund um die Errichtung des zweiten Goetheanum-Baues – ließ eine intensive Weiterarbeit an dem medizinischen Manuskript im Jahre 1924 nur noch bedingt zu. Obwohl das angekündigte Buch auch für die Außenvertretung der anthroposophischen Medizin und ihrer Heilmittel dringend benötigt wurde, fehlte immer mehr die Zeit zu seiner Vollendung. Ita Wegman sah diese Situation und den sich verschlechternden Gesundheitszustand Rudolf Steiners mit größter Sorge, und votierte sogar gegen die Abhaltung des landwirtschaftlichen Kurses in Koberwitz, dem die gesamte biologisch-dynamische Landwirtschaft ihre Entstehung verdankt: „Dann habe ich eine große, große Bitte: es möglich zu machen, dass in der Zeit zwischen Bern und Paris keine Kurse mehr eingeschoben werden. Ich hörte gestern vom landwirtschaftlichen Kurs, der stattfinden sollte. Wir

---

[22] Ita Wegman Archiv, Arlesheim.

haben doch das Buch fertig zu machen und dies ist nicht weniger wichtig als der landwirtschaftliche Kurs. Es beunruhigt mich dieses noch nicht fertige Buch, auf das alle Leute warten." (8.4.1924). Nach außen hin schützte sie dagegen Rudolf Steiner und seine Arbeit vorbehaltlos – und schrieb nur zwei Tage nach ihrem eigenen Brief an den ebenfalls nachfragenden van Leer:

> Ihre Befürchtungen über das nicht fertig werden des Buches sind unberechtigt. Wir kommen sehr gut vorwärts, nur müssen viele Sachen doch recht gut überdacht werden, und eine kleine Unterbrechung kam durch das sich nicht Wohlfühlen Doktors, wodurch wir eine Zeitlang die Arbeit haben liegen lassen. Jetzt bringen die Reisen natürlich wieder eine Unterbrechung, aber nach den Ostertagen wird die Arbeit wieder mit vollem Dampf vorwärts kommen.

Zwei Wochen später, am 23. April 1924, berichtete Rudolf Steiner in einer Dornacher Ärztebesprechung nicht nur im allgemeinen von dem entstehenden Lehrbuch *(„das durch Frau Dr. Wegman demnächst erscheinen wird"[23])*, sondern liess Ita Wegman zwei Kasuistiken des Manuskriptes vollständig vorlesen (4. und 5. Fall), die er in mündlicher Weise weiter kommentierte.[24]

Nach Ita Wegmans Bericht korrigierte Rudolf Steiner schließlich noch auf seinem Krankenbett die Druckfahnen des bis zu diesem Zeitpunkt fertiggestellten Manuskriptes[25], das den ersten Band eines mehrbändig konzipierten Werkes bilden sollte – und schrieb offensichtlich noch ganz zuletzt dessen erstes Kapitel nieder: „Wahre Menschenwesen-Erkenntnis als Grundlage medizinischer Kunst." Zu Ita Wegman sagte Rudolf Steiner am Vortag seines Todes: *„Bedeutsames ist in dem Buch gegeben worden."* (29. März 1925[26])

Das Buch selbst erschien im Herbst 1925, ein halbes Jahr nach Rudolf Steiners Tod, mit dem von Hilma Walter stammenden Titel „Grundlegendes für eine Erweiterung der Heilkunst nach geisteswissenschaftlichen Erkenntnissen". Hilma Walter hatte nicht nur die Korrekturbögen der Schrift ein letztes Mal auf Fehler und Ungenauigkeiten durchgesehen (und Einzelnes ergänzt), sondern durch die von ihr verfassten Krankenaufzeichnungen nicht unerhebliche Teile der Fallkasuistiken selbst formuliert; in gewisser Hinsicht war sie die Drittautorin der Schrift, die ganz im Hintergrund wirkte. Ita Wegmans

---

[23] 314, 302

[24] Ebd., S. 302-315.

[25] Die von Rudolf Steiner korrigierten Druckfahnen befinden sich im Ita Wegman Archiv, Arlesheim.

[26] Zit. n. Ita Wegman: „Das Krankenlager, die letzten Tage und Stunden Dr. Steiners." In: *An die Freunde.* Arlesheim [3] 1986, S. 7.

Wort, dass das Buch eine „Frucht geeinter Arbeit" sei[27], galt auch in dieser Beziehung.

2. Zur dokumentierten Edition der Kranken- und Therapiegeschichten

Die stationären wie ambulanten Behandlungszeiträume der meisten Patienten, die von Rudolf Steiner und Ita Wegman im kasuistischen Kapitel ihres Buches beschrieben wurden, fielen in die Zeit der hauptsächlichen Arbeit am Buchmanuskript, in den Spätherbst und Winter 1923/24. Warum Rudolf Steiner und Ita Wegman gerade diese Kasuistiken auswählten – und welche weiteren Kasuistiken möglicherweise vorübergehend in Betracht gezogen wurden – , ist nicht bekannt, auch wenn zugleich offensichtlich ist, dass Steiner/Wegman am Einzelfall Prinzipielles aufzeigen wollten, im Hinblick auf die diagnostische und therapeutische Methode der geisteswissenschaftlich erweiterten Medizin („Charakteristische Krankheitsfälle"). Zwischen die ersten fünf und die letzten vier Fallkasuistiken setzten sie eine Zwischenbemerkung, die den Wortlaut trug: „Durch die bisher behandelten Fälle wollten wir die Prinzipien charakterisieren, nach denen wir aus der Diagnose die Heilmittel suchen. Um die Sache anschaulich zu machen, nahmen wir Fälle, in denen sehr individuell vorgegangen werden musste. Doch sind von uns auch typische Heilmittel hergestellt worden, die für typische Krankheiten angewendet werden können. Wir wollen nun einige Fälle behandeln, in denen wir solche typischen Mittel anwendeten."[28] Für die ersten beiden der dann folgenden Fälle ergänzte Rudolf Steiner in seiner Korrektur der Druckfahnen die bisherigen Überschriften „Sechster Fall" und „Siebter Fall" um *„Heufieberbehandlung"* bzw. *„Sklerosebehandlung"* – die Überschriften der achten und neunten Kasuistik ließ Steiner dagegen unverändert. Hilma Walter jedoch fügte auf den Umbruch-Korrekturbögen im Spätsommer 1925 dort die Zusatz-Überschriften *„Eine Struma-Behandlung"* bzw. *„Migräne-artige Zustände im Klimakterium"* für die achte und neunte Kasuistik ein.

Die mögliche Identifizierung des Patienten der dritten Fallkasuistik durch die bisherige Einleitung „31-jähriger Patient, Künstler (Musiker, Komponist)" – so noch in der von Rudolf Steiner korrigierten ersten Druckfahne – verhinderte Hilma Walter in ihrer Druckbogenkorrektur dagegen dadurch, dass sie

---

[27] Ita Wegman: „Vorwort zur ersten Auflage", vgl. 27, 135.
[28] 27, 111

den Klammerinhalt vollständig strich.[29] Für nahezu alle der Fallkasuistiken ist zu bedenken, dass die Identität der Patienten 1925 geschützt werden musste – da es sich überwiegend um Mitglieder der Anthroposophischen Gesellschaft handelte, war die „interne" Erkennung nicht allzu schwierig. Auch die Nichterwähnung eines Gonokokken-Befundes – oder das Übergehen einer als pathogenetisch bedeutsam erachteten, langjährigen Masturbation –, ist teilweise vor diesem Hintergrund zu sehen, d.h. nicht Ausdruck eines verschämten Umgangs mit moralisch „verwerflichem" Verhalten, sondern ein Aspekt des Patientenschutzes, der auch in der vorliegenden Dokumentation gewahrt bleibt (durch die Abkürzung der Patientennamen). Für zahlreiche weitere Unterschiede, die zwischen den – größtenteils – ausführlichen Krankenakten und der knappen Buchkasuistik bestehen, ist dagegen zu berücksichtigen, dass Steiner/Wegman vieles anders gewichteten als dies die gewöhnliche medizinische Denkweise tut; ihr Blick galt den menschlichen Wesensgliedern und Kräftekonfigurationen, d.h. dem leibzugewandten Bedingungsgefüge physiologischer und pathophysiologischer Situationen und Symptome – und nur bedingt diesen Symptomen selbst. Auch biographierelevante Ereignisse traumatisierender oder belastender Art gingen kaum in die kasuistische Darstellung ein, obwohl sie anamnestiziert und reflektiert worden waren. Thematisiert und therapiert wurde vielmehr das individuelle leiblich-seelische Gefüge, auf das die biographischen Ereignisse trafen und aufgrund dessen sie pathogen wirksam werden konnten.[30]

Für die nachfolgende Dokumentation wurden nicht nur alle Krankenunterlagen der neun Patienten, sondern auch der reichhaltige Notizbuchnachlass Hilma Walters, die Ärzte- und Patientenkorrespondenz Ita Wegmans sowie zahlreiche weitere Nachlassunterlagen gesichtet, aufgearbeitet und in die Darstellung integriert. Es war und ist das Ziel der Edition, die Kranken- und Therapiegeschichten der beschriebenen Patienten möglichst umfänglich dokumentieren zu können; Rudolf Steiners und Ita Wegmans Darstellung war bekanntlich kurz, verdichtend und prägnant – sie zielte auf Wesentliches und Entscheidendes, sowohl im Hinblick auf den pathologisch-diagnostischen wie

---

[29] Vgl. die entsprechenden Druckbögen im Rudolf Steiner Archiv, Dornach. – Die Tatsache, dass die Formulierung „Amerikaner" im ersten Satz der 6. Fallkasuistik („Wir hatten einen Patienten, Amerikaner, mit schweren Heufiebererscheinungen") noch in den von Rudolf Steiner korrigierten ersten Druckfahnen stand, in den von Walter durchgesehenen Druckbögen dagegen bereits nicht mehr gesetzt wurde, spricht für eine *vollständige* zweite Durchsicht und Korrektur der Druckfahnen (nur Teile einer zweiten Korrektur von Steiners Hand sind erhalten; Ita Wegman Archiv, Arlesheim).

[30] Vgl. diesbezüglich Peter Selg: *Krankheit, Heilung und Schicksal des Menschen. Über Rudolf Steiners geisteswissenschaftliches Pathologie- und Therapieverständnis.* Dornach 2004.

therapeutischen Prozess. Je plastischer die Kranken- und Therapiegeschichten jedoch selbst werden, umso klarer wird das methodische Gewichtungs- und Auswahlverfahren der Buchdarstellung erkennbar. In diesem Sinne vermögen die hier erstmals publizierten Materialien, verschiedene Aspekte deutlicher hervortreten zu lassen, darunter auch die Zeitgestalt der (oft monatelangen) Behandlung, der einzelnen Schritte und Vorgehensweisen, der therapeutischen Erfolge, aber auch der Rückfälle und weiterbestehenden Schwierigkeiten, die Teil der Kranken- und Behandlungsgeschichte waren. Sie bieten daher Anlass und Voraussetzung für ein erneutes und eingehendes Studium der Kasuistiken selbst.

Im Rahmen dieser Dokumentation wurde konsequent davon abgesehen, die zur Darstellung kommenden diagnostischen und therapeutischen Prozesse im Einzelnen zu kommentieren und zu bewerten; ein solcher Kommentar – vor dem Hintergrund der gesamten anthroposophischen Physiologie, Pathophysiologie und Therapeutik und in Auseinandersetzung mit einer schulmedizinischen Interpretation der verschiedenen Krankheitsfälle – soll zu einem späteren Zeitpunkt erarbeitet und publiziert werden.

Mein Dank für das Zustandekommen des vorliegenden Buches gilt *Dr. med. Gudrune Wolff-Hoffmann* (Arlesheim), die vor einiger Zeit die Anregung gab, die Krankenakten der von Rudolf Steiner und Ita Wegman besprochenen neun Patienten zu publizieren. Darüber hinaus danke ich meinen Mitarbeiterinnen *Gunhild Pörksen* und *Felicitas Graf* für ihre tatkräftige Unterstützung – sowie *Dr. Walter Kugler* vom Rudolf Steiner Archiv für die Erlaubnis zum Wiederabdruck der neun Kasuistiken aus dem Buch „Grundlegendes für eine Erweiterung der Heilkunst nach geisteswissenschaftlichen Erkenntnissen" (Rudolf Steiner Gesamtausgabe, Band 27).

Arlesheim, August 2007 *Peter Selg*

1.
Krankengeschichte

Man hat es mit einer 26-jährigen Patientin zu tun. Der ganze Mensch zeigt einen außerordentlich labilen Zustand. Die Patientin lässt deutlich erkennen, dass derjenige Teil ihres Organismus, den wir in unserem Buche Astralleib genannt haben, in einem Zustand der übermäßigen Tätigkeit ist. Man sieht, dass dieser Astralleib von der Ich-Organisation nur mangelhaft beherrscht werden kann. Schickt sich die Patientin an, eine Arbeit zu verrichten, so gerät der Astralleib sofort in Wallungen. Die Ich-Organisation sucht sich geltend zu machen, wird aber fortwährend zurückgestoßen. Das bewirkt, dass in einem solchen Falle erhöhte Temperatur eintritt. Die geregelte Verdauungstätigkeit ist beim Menschen im eminentesten Sinne von der normalen Ich-Organisation abhängig. Die Ohnmacht dieser Ich-Organisation drückt sich bei der Patientin in hartnäckiger Obstipation aus. Eine Folge dieser gestörten Verdauungstätigkeit sind dann die migräneartigen Zustände und das Erbrechen, an dem sie leidet. Im Schlafe zeigt sich, dass die ohnmächtige Ich-Organisation eine mangelhafte organische Tätigkeit von unten nach oben bewirkt und die Ausatmung schädigt. Die Folge davon ist übermäßige Anhäufung von Kohlensäure im Organismus während des Schlafes, was organisch durch das Herzklopfen beim Aufwachen, psychisch durch Angstgefühl und Aufschreien zutage tritt. Die körperliche Untersuchung kann nichts anderes ergeben als einen Mangel an solchen Kräften, die den regelmäßigen Zusammenhang von Astralleib, Ätherleib und physischem Leib bewirken. Die übermäßige Eigentätigkeit des Astralleibes bewirkt, dass zu wenig Kräfte von diesem in den physischen und Ätherleib überströmen. Die letzteren bleiben daher während der Wachstumsperiode in ihrer Entwicklung zart. Das hat sich auch bei der Untersuchung dadurch gezeigt, dass die Patientin einen grazilen schwächlichen Körper hatte und über häufige Rückenschmerzen klagte. Die letzteren entstehen, weil in der Rückenmarkstätigkeit gerade die Ich-Organisation sich am stärksten geltend machen muss. Patientin spricht auch von vielen Träumen. Das ist eine Folge davon, dass der astralische Leib, wenn er beim Schlafe vom physischen und Ätherleib getrennt ist, seine übermäßige Eigentätigkeit entfaltet. Man hat nun davon auszugehen, dass die Ich-Organisation verstärkt und die Tätigkeit des Astralischen herabgemindert werden muss. Das erste erreicht man, wenn man ein Arzneimittel wählt, das geeignet ist, die in dem Verdauungstrakt schwachwerdende Ich-Organisation zu unterstützen. Man kann im Kupfer ein solches Arzneimittel erkennen. Wendet man es in Form eines Kupfersalbenverbandes, der in die Lendengegend gelegt wird, an, so wirkt das Kupfer verstärkend auf die von der Ich-Organisation mangelhaft ausgehende Wärmeentwicklung. Man wird dies bemerken an der zurückgehenden abnormen Herztätigkeit und an dem Weichen der Angstgefühle. Die übermäßige Eigentätigkeit des Astralleibes lässt sich bekämpfen durch kleinste Dosen von Blei, innerlich genommen. Blei zieht den Astralleib zusammen und weckt in ihm die Kräfte, durch die er sich stärker mit dem physischen Leib und dem Ätherleib verbindet. (Bleivergiftung besteht in einer zu starken Verbindung des astralischen mit dem Äther- und physischen Leib, so dass die letzteren einem zu starken Abbauprozesse unterliegen.) Patientin erholte sich sichtlich bei dieser Kur. Der labile Zustand wich einer gewissen inneren Festigkeit und Sicherheit. Die Gemütsverfassung wurde von einer zerrissenen zu einer innerlich befriedigten. Die Erscheinungen der Verstopfung und der Rückenschmerzen verschwanden, die migräneartigen Zustände und Kopfschmerzen gleichfalls. Patientin wurde ihre Arbeitsfähigkeit wieder zurückgegeben.

Kranken- und Therapiegeschichte

Die Krankenunterlagen der von Rudolf Steiner und Ita Wegman als „Fall 1" beschriebenen Patientin Edda H. sind nur noch sehr unvollständig erhalten. Diesen – fragmentarischen – Aufzeichnungen zufolge sah Ita Wegman Frau H. am 15. Mai 1923 erstmals in der Ambulanz und hielt in einer kurzen Niederschrift fest, dass die (in Dornach bei Frau Stückgold wohnende) Patientin seit zwei Jahren an Migräne leide, die zumeist in Zuständen der Übermüdung auftrete. Des weiteren notierte Ita Wegman die vorhandene Obstipation sowie ein häufiges nächtliches Erwachen der Patientin – mit einem Aufschrei, der von Herzklopfen und „Krämpfen" gefolgt werde, am Morgen aber in der Mehrzahl der Fälle nicht erinnerbar sei. Bezüglich der weiteren Krankheitsanamnese hielt Ita Wegman auf der erhaltenen Ambulanzkarte lediglich fest, dass die Patientin mit 16 und 23 Jahren zwei schwere Diphtherieerkrankungen durchgemacht habe. Die begonnene Therapie vermerkte sich Ita Wegman – entgegen ihren üblichen Gewohnheiten – nicht.

Offensichtlich wurde Frau H. dann drei Monate später stationär in Arlesheim aufgenommen und dort vom 18. August bis zum 9. Oktober 1923 behandelt, zu einer Zeit, als Rudolf Steiner in England Vorträge hielt – und auch Ita Wegman bis auf wenige Tage nicht in Arlesheim war. Der erhaltenen Krankenkurve sowie den (knappen) pflegerischen Aufzeichnungen zufolge litt Frau H. zu diesem Zeitpunkt an einem Abszess, an gastrointestinalen Beschwerden (Magenschmerzen und teilweise Durchfall), linksseitigen Schmerzen oberhalb der Hüfte, einer allgemeinen Erschöpfung und einem Eiterprozess im Zahnbereich. Die nur 40.6 kg schwere Patientin wies abendlich häufig subfebrile Temperaturen vor und wurde mit Allium cepa, Cichorium intybus, Leinsamenkataplas, Clairo-Tee sowie Wundspülungen und Kamillentee behandelt.

Nach einer maschinenschriftlichen Gesprächsaufzeichnung, die sehr wahrscheinlich auf einer stenographischen Mitschrift Hilma Walters beruhte, sah Rudolf Steiner Edda H. dann am 26. November 1923, sehr wahrscheinlich in der Arlesheimer Klinik und im Beisein Ita Wegmans und Hilma Walters. Aus den Aufzeichnungen geht hervor, dass Rudolf Steiner die Patientin bereits viele Jahre zuvor einmal gesprochen hatte – vor ihrem Weggang nach Russland, wo sie offensichtlich die russische Revolution und die mit dieser verbundenen Umwälzungen miterlebt hatte:

Dr. Steiner: Wann sind Sie aus Russland zurückgekommen? – 1918 – Sind die Rückenschmerzen besser geworden jetzt? – Ja – Haben Sie auch so ähnliche Dinge in Russland durchgemacht wie Ihre Schwester? – Ja, eher schlimmer; ich war in großer Gefahr. – Eigentlich kann kaum viel anderes gemacht werden, als was ich Ihnen gesagt habe. Sie müssen ohne Aufregungen leben und zu sich selbst kommen. Für die Verdauung können Sie Sennesblätter nehmen. Das ist nicht das Wesentliche. Wie ist es mit den Träumen? – Es war so, wie wenn eine dunkle Gestalt sich auf mich beugt und dann habe ich eine furchtbare Angst. – Es ist aber kein Grund, davor Angst zu haben. Das ist beim Aufwachen? – Ja, ich habe das Gefühl, dass ich aufwachen muss. – Rekapitulieren Sie einmal alle die Dinge, die ich Ihnen damals gesagt habe, rufen Sie sich recht oft ins Gedächtnis und bleiben Sie länger bei Fr. Enschedé, damit Sie recht ruhig werden.

Nachdem die Patientin das Ordinationszimmer verlassen hatte, sagte Rudolf Steiner zu den anwesenden Arlesheimer Ärzten:

Innerlich Plumbum D 10. – Es ist bei diesen Schwestern eine krankhafte Erschütterung des ganzen astralischen Leibes vorhanden, und das alles sind nur Symptome. Im Schlafe gehen diese Erregungen rein ätherisch und physisch vor sich, und Sie finden das wie[d]er beim Aufwachen. Durch Blei muss man versuchen, die Infantilität zu überwinden. Sie sind aber beide sehr begabt. Beide sind aber etwas innerlich desorientiert. (Nickel?) Die Erfahrungen in Russland sind nicht so wichtig, aber es ist sicher eine Familie, die an Sexualhypertrophie cerebri leidet.

Schließlich erhob Margarete Bockholt, eine Assistenzärztin Ita Wegmans, zwei Tage später, am 28. November 1923, noch einmal eine ausführliche Krankheitsanamnese der Patientin auf Ambulanzkarten des Klinisch-Therapeutischen Instituts und untersuchte Frau H. In Bockholts Notizen hieß es: „Pat. leidet schon 2 Jahre an Migräne, allgemeiner Schwäche und hartnäckiger Verstopfung. Bei jeder körperlicher Arbeit sofort Temperaturen, starke Kopfschmerzen mit Erbrechen. In der Nacht soll sie oftmals aufschreien und erwacht dann mit Herzklopfen und Angstgefühl. Dass sie schreit, weiß sie von ihrer Umgebung. – Die körperliche Untersuchung ergibt einen grazilen, schwächlichen Körper, Herz und Lunge ohne Befund, im Urin kein Eiweiß u. Zucker. – In letzter Zeit starke Rückenschmerzen. Ordination: Cu-Verband um die Lendengegend. – Erholt sich kaum trotz guter Pflege und Ruhe, immer noch sehr schnell ermüdet, leichte Fiebersteigerungen, sehr schnell und oft Rachen- und Nasenkatarrh. Der Schlaf ist im allgemeinen gut, sie schläft leicht ein, träumt viel, sehr oft einen bestimmten Traum ein Wesen, das sich über sie beugt. Pat. bekommt dann so viel Angst, sie würde ganz versinken, dass sie schreit. Sie wacht langsam auf, ist immer noch sehr müde und hat bisweilen noch leichte Eindrücke von Wesenheiten, die sie umgeben. – Ihr Gemütszustand ist stark abhängig von ihrem körperlichen Befinden. In letzter Zeit wegen der allgemeinen Schwäche sehr deprimiert. – Als Kind hatte Patientin viele Kinderkrankheiten, Masern, Mumps, Röteln, mit 7 J. Scharlach, seit der Zeit angeblich ein ganz anderes Kind, viel schwächlicher, mit 14 J. Diphtherie u. wieder mit 21 Diphtherie. Immer leicht Influenza und Rachenkatarrhe, Schwellung der Halsdrüsen." – Unter der Rubrik „Therapie" vermerkte Bockholt: „Kupfersalbenverband auf die Lendengegend. / Blei innerlich / Pb D10"

Ob Margarete Bockholts Anamnese und Untersuchung im Kontext einer zweiten Klinkbehandlung der Patientin stand, kann aus den vorliegenden Unterlagen nicht mit Sicherheit geschlossen werden. – Ergänzende Unterlagen über die Patientin und ihr weiteres Ergehen liegen nicht vor.

Archivdokumente

1 Ita Wegman: Ambulante Krankenakte von Edda H., 15.5.1923
2 Stationäre Krankenkurve von Edda H., 18.8.–9.9.1923
3 Bemerkungen der Pflege (Rückseite der Krankenkurve), 18.8.-9.9.1923
4 Rudolf Steiner: Patientengespräch und Ärzteberatung, 26.11.1923
5 Margarete Bockholt: Ambulante Krankenakte von Edda H., 28.11.1923 (Vorderseite)
6 Margarete Bockholt: Ambulante Krankenakte von Edda H., 28.11.1923 (Rückseite)

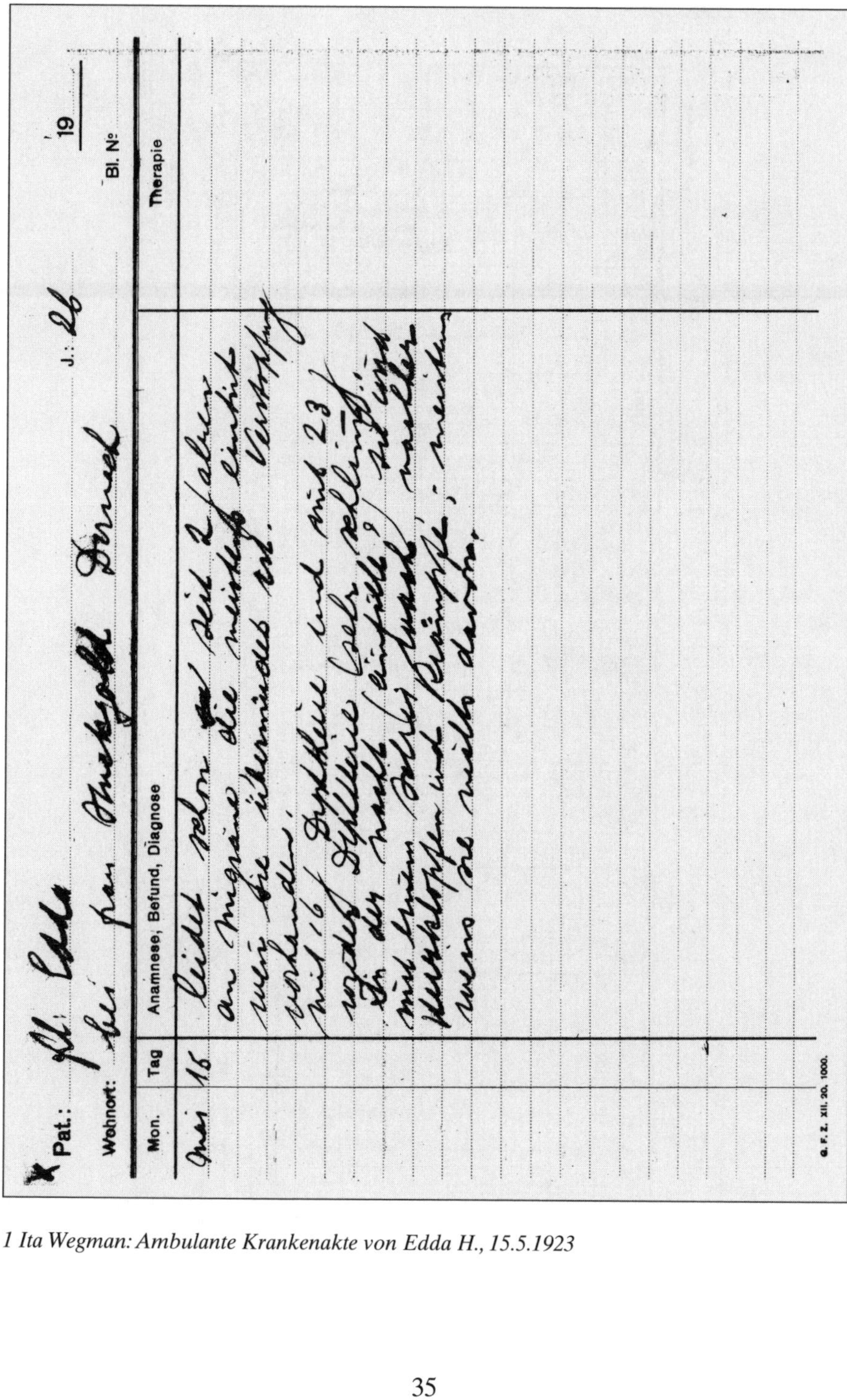
Pat.: J.: 19
Wohnort: Bl. №
Mon.	Tag	Anamnese, Befund, Diagnose	Therapie
G. F. Z. XII. 20. 1000.

1 Ita Wegman: Ambulante Krankenakte von Edda H., 15.5.1923

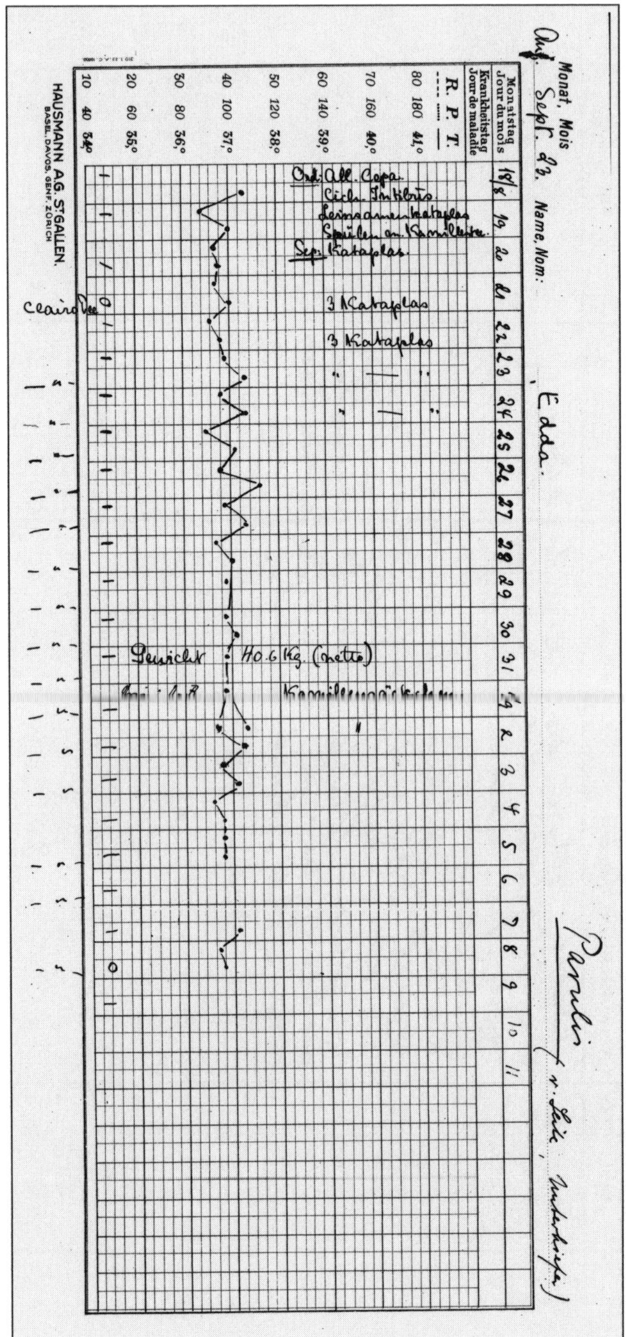

2 Stationäre Krankenkurve von Edda H., 18.8.–9.9.1923

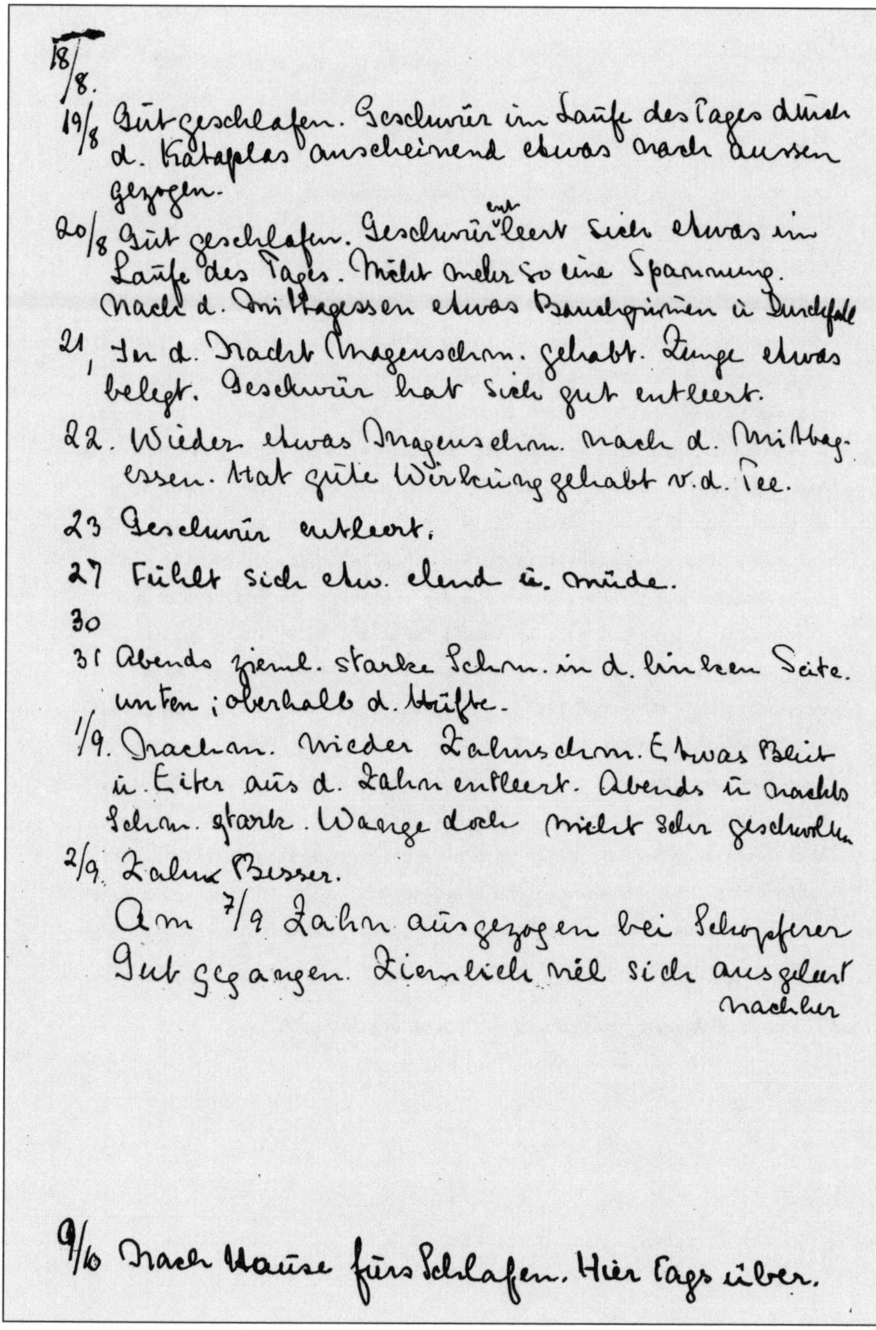

18/8.
19/8 Gut geschlafen. Geschwür im Laufe des Tages durch d. Kataplas anscheinend etwas nach aussen gezogen.
20/8 Gut geschlafen. Geschwür entleert sich etwas im Laufe des Tages. Nicht mehr so eine Spannung. Nach d. Mittagessen etwas Bauchgrimmen u. Durchfall
21, In d. Nacht Magenschm. gehabt. Zunge etwas belegt. Geschwür hat sich gut entleert.
22. Wieder etwas Magenschm. nach d. Mittagessen. Hat gute Wirkung gehabt v. d. Tee.
23 Geschwür entleert.
27 Fühlt sich etw. elend u. müde.
30
31 Abends zieml. starke Schm. in d. linken Seite. unten; oberhalb d. Hüfte.
1/9. Nachm. wieder Zahnschm. Etwas Blut u. Eiter aus d. Zahn entleert. Abends u nachts Schm. stark. Wange doch nicht sehr geschwollen
2/9. Zahn besser.
Am 7/9 Zahn ausgezogen bei Schopferer Gut gegangen. Ziemlich viel sich ausgeleert nachher

9/10 Nach Hause fürs Schlafen. Hier Tags über.

3 Bemerkungen der Pflege (Rückseite der Krankenkurve), 18.8.-9.9.1923

Arlesheim, 26. November 1923

Frl. Edda , siehe Karte.

Dr. Steiner: Wann sind Sie aus Russland zurückgekommen? - 1918 - Sind die Rückenschmerzen besser geworden jetzt? - Ja - Haben Sie auch so ähnliche Dinge in Russland durchgemacht, wie Ihre Schwester? - Ja, eher schlimmer; ich war in grosser Gefahr.- Eigentlich kann kaum viel anderres gemacht werden, als was ich Ihnen gesagt habe. Sie müssen ohne Aufregung leben und zu sich selbst kommen. Für die Verdauung können Sie Sennesblätter nehmen. Das ist nicht das Wesentliche. Wie ist es mit den Träumen, - Es war so, wie wenn eine dunkle Gestalt sich auf mich beugt und dann habe ich eine furchtbare Angst.- Es ist aber kein Grund, davor Angst zu haben. Das ist beim Aufwachen? - Ja, ich habe das Gefühl, dass ich aufwachen muss . - Rekapitulieren Sie einmal alle die Dinge, die ich Ihnen damals gesagt habe, rufen Sie sie recht oft ins Gedächtnis und bleiben Sie länger bei Frl. Enschedé, damit Sie recht ruhig werden. -----

Innerlich Plumbum D 10. - Es ist bei diesen Schwestern eine krankhafte Erschütterung des ganzen astralischen Leibes vorhanden, und das alles sind nur Symptome. Im Schlafe gehen diese Erregungen rein ätherisch und physisch vor sich, und Sie finden das wie er beim Aufwachen. Durch Blei muss man versuchen, die Infantilität zu überwinden. Sie sind aber beide sehr begabt. Beide sind aber etwas innerlich desorientiert. (Nickel ?) . Die Erfahrungen in Russland sind nicht so wichtig, aber es ist sicher eine Familie, die an Sexualhypertrophie cerebri leidet.

4 Rudolf Steiner: Patientengespräch und Ärzteberatung, 26.11.1923

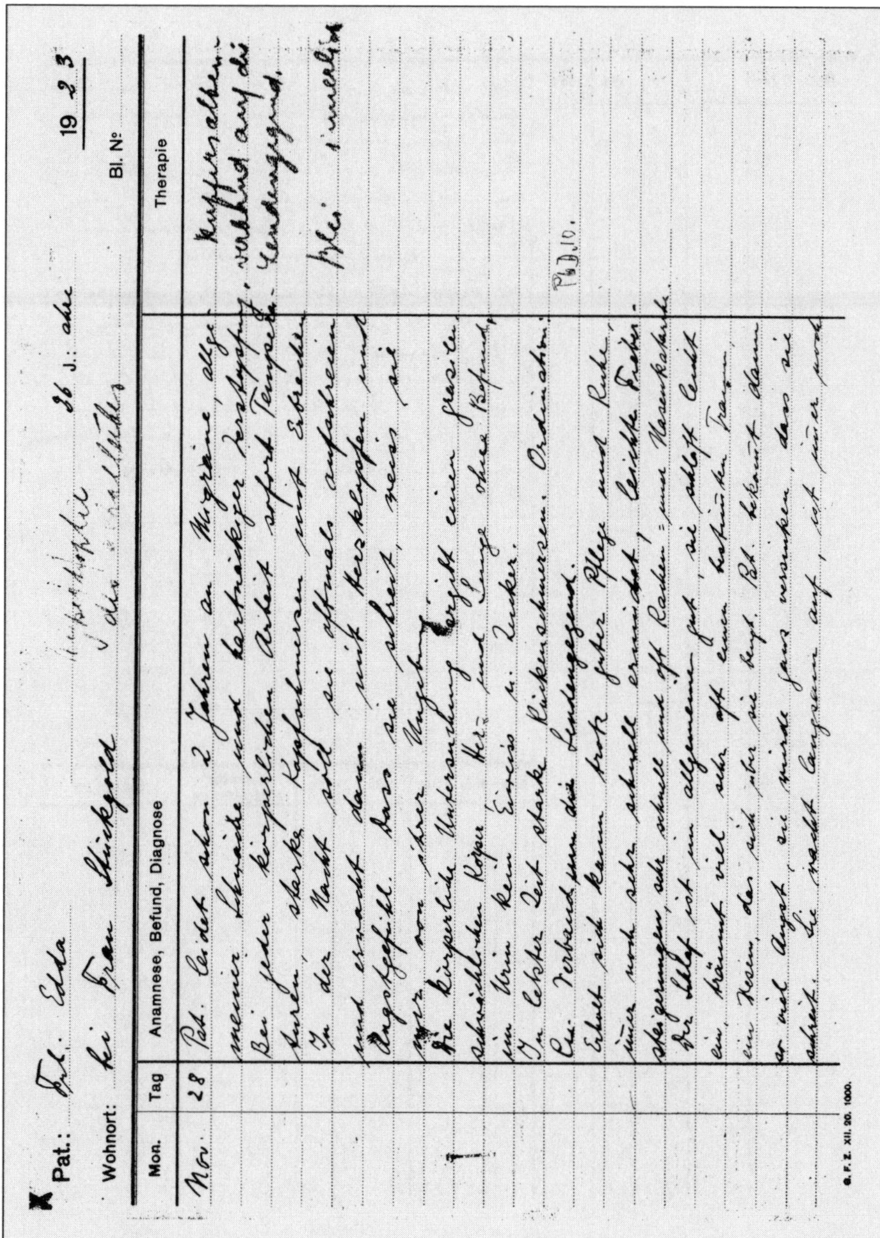

Pat.: Frl. Edda [illegible] 36 J.: alt 19 23

Wohnort: bei Frau Stückgold [illegible]

Bl. №

Mon.	Tag	Anamnese, Befund, Diagnose	Therapie
Nov.	28	Pat. leidet schon 2 Jahren an Migräne, allgemeiner Schwäche und hartnäckiger Verstopfung. Bei jeder körperlichen Arbeit sofort Temperaturen, starke Kopfschmerzen mit Erbrechen. In der Nacht soll sie oftmals aufschreien und erwacht dann mit Herzklopfen und Angstgefühl. Dass sie schreit, weiss sie nur von ihrer Umgebung. Die körperliche Untersuchung ergibt einen grazilen, schwächlichen Körper. Herz und Lunge ohne Befund, im Urin kein Eiweiss u. Zucker. In letzter Zeit starke Rückenschmerzen. Ordination: Cu-Verband um die Lendengegend. Erholt sich kaum trotz guter Pflege und Ruhe, immer noch sehr schnell ermüdet, leichte Fiebersteigerungen, sehr schnell und oft Rachen- und Nasenkatarrhe. Der Schlaf ist im allgemeinen gut, sie schläft leicht ein, träumt viel, sehr oft einen bestimmten Traum, ein Wesen, das sich über sie beugt. Pat. bekommt dann so viel Angst, sie würde ganz versinken, dass sie schreit. Sie wacht langsam auf, ist immer noch	Kupfersalbenverband auf die Lendengegend. Blei innerlich. Pb D.10.

G. F. Z. XII. 20. 1000.

5 Margarete Bockholt: Ambulante Krankenakte von Edda H., 28.11.1923 (Vorderseite)

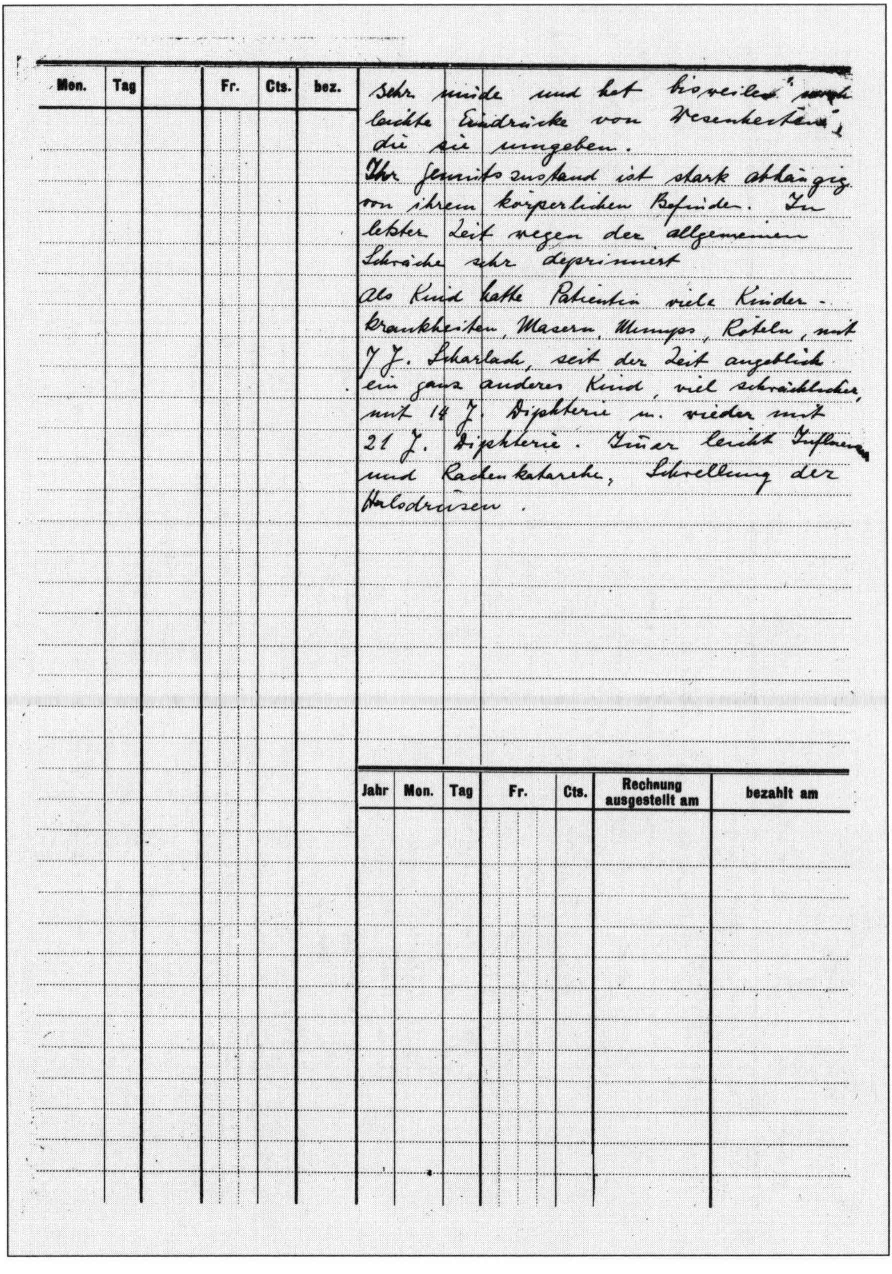

Mon.	Tag	Fr.	Cts.	bez.	
					sehr müde und hat bisweilen [illegible] leichte Eindrücke von Wesenheiten, die sie umgeben. Ihr Gemütszustand ist stark abhängig von ihrem körperlichen Befinden. In letzter Zeit wegen der allgemeinen Schwäche sehr deprimiert. Als Kind hatte Patientin viele Kinderkrankheiten, Masern, Mumps, Röteln, mit 7 J. Scharlach, seit der Zeit angeblich ein ganz anderes Kind, viel schwächlicher, mit 14 J. Diphterie u. wieder mit 21 J. Diphterie. Immer leicht Influenza und Rachenkatarrhe, Schwellung der Halsdrüsen.

Jahr	Mon.	Tag	Fr.	Cts.	Rechnung ausgestellt am	bezahlt am

6 Margarete Bockholt: Ambulante Krankenakte von Edda H., 28.11.1923 (Rückseite)

2.
Krankengeschichte

Kasuistik R. Steiner / I. Wegman

48-jähriger männlicher Patient; war ein kräftiges Kind von seelischer Tüchtigkeit. Gibt an, dass er während des Krieges fünf Monate lang auf Nephritis behandelt und geheilt entlassen wurde. Heiratete mit 35 Jahren, hat fünf gesunde Kinder, ein sechstes starb bei der Geburt. Mit 33 Jahren zeigen sich nach geistiger Überanstrengung Depression, Müdigkeit, Apathie. Diese Zustände verstärken sich fortdauernd. Es tritt parallel damit eine geistige Ratlosigkeit auf. Patient steht vor Fragen, die ihm das Negative seines Berufes zeigen – er ist Lehrer –, dem er aber nichts Positives entgegensetzen kann. – Der Krankheitszustand zeigt einen astralischen Leib, der zum Äther- und physischen Leib eine zu geringe Affinität hat und in sich selbst unbeweglich ist. Dadurch machen der physische und Ätherleib ihre eigenen Eigenschaften geltend. Die Empfindung des nicht richtig mit dem Astralleib verbundenen Ätherleibes erzeugt Depressionen; das nicht richtig Verbundensein mit dem physischen Leib Müdigkeit und Apathie. Dass Patient in geistige Ratlosigkeit fällt, rührt davon her, dass der Astralleib ohnmächtig ist, den physischen und Ätherleib zu gebrauchen. Mit alledem hängt zusammen, dass der Schlaf gut ist, weil der Astralleib geringen Zusammenhang mit Äther- und physischem Leib hat. Aus demselben Grunde ist aber das Aufwachen schwer. Der Astralleib will in den physischen nicht hinein. Erst wenn der physische und Ätherleib müde sind am Abend, tritt eine normale Verbindung mit demselben ein. Daher wird Patient erst am Abend recht wach. Der ganze Zustand weist darauf hin, dass man zunächst die Tätigkeit des astralischen Leibes verstärke. Das erreicht man immer, wenn man Arsen innerlich in Form eines Naturwassers gibt. Man wird nach einiger Zeit bemerken, wie der betreffende Mensch mehr Herrschaft über seinen Körper bekommt. Der Zusammenhang zwischen Astralleib und Ätherleib wird stärker, Depression, Apathie und Müdigkeit hören auf. Man muss nun auch dem physischen Körper, der durch die längere zu geringe Verbindung mit dem Astralleibe träge in bezug auf Beweglichkeit geworden ist, durch eine Phosphorkur in schwacher Dosis zu Hilfe kommen. Der Phosphor unterstützt die Ich-Organisation, so dass diese den Widerstand des physischen Körpers überwinden kann. Rosmarinbäder werden den abgelagerten Stoffwechselprodukten einen Abfluss eröffnen. Heileurythmie kann die Harmonie der einzelnen Glieder (Nerven-Sinnessystem, rhythmisches System, motorisches und Stoffwechselsystem) des menschlichen Organismus, die durch die Untätigkeit des Astralleibes gestört worden ist, wieder herstellen. Gibt man dem Patienten noch Fliedertee, so wird der träge Stoffwechsel, der sich nach und nach durch die Untätigkeit des Astralleibes eingestellt hat, wieder normal gemacht. Wir konnten bei diesem Patienten eine vollständige Heilung konstatieren.

Kranken- und Therapiegeschichte

Charles P., ein 48jähriger Lehrer aus England, der Rudolf Steiners Ilkleyer Pädagogik-Vorträge vom August 1923 gehört hatte, wurde am 23.11.1923 in der Arlesheimer Klinik aufgenommen und am 17.1.1924 nach achtwöchiger Behandlung entlassen.

Zwei Wochen vor seiner stationären Aufnahme hatte P. seine Ankunft in Arlesheim zur Aufnahme einer klinischen Heileurythmiebehandlung angekündigt und u.a. geschrieben: „Miss Ellen Helmfelt has recommended me to try a course of curative eurythmie for Neurasthenie at the Arlesheim Clinic […]. I am writing to ask you to be so good as to expect me next Tuesday (13 th. inst.). The train is due to arrive at Basel at 5.30 a.m. so you will know about what time to expext me at the Clinic."

Dr. Margarete Bockholt sah Charles P. bald nach seinem Eintreffen in Arlesheim, und vermerkte über ihre Anamnese vom 17.11.1923, sechs Tage vor der stationären Aufnahme des Patienten.: „Als Kind keine ernsten Krankheiten, war ein kräftiges Kind und immer ein guter Schüler. Während des Krieges hatte er angeblich eine Nephritis, wurde 5 Monate deswegen behandelt u. als ganz geheilt entlassen. Er heiratete 1910 mit 34 J., hat 5 ganz gesunde Kinder (eins starb bei der Geburt). Schon seit 1909 nach geistiger Überanstrengung traten Zeichen von Depression, Müdigkeit, Apathie auf. Das wurde immer stärker, er leidet darunter, dass er unfähig ist, den Niedergangserscheinungen, die er erkannte, auch in Erziehungsfragen, etwas Positives entgegenzusetzen. – Schlaf ist gut, aber er wacht schwer auf, fühlt sich am Abend erst richtig wach. Sehr wenig Träume, bisweilen aber solche, die ihn bedrücken. Der Appetit ist immer gut, Stuhlgang zl. [ziemlich] regelmäßig, etwas verstopft. – Die Eltern des Patienten waren beide sehr gesund, waren aber nahe Verwandte (2. Grad), sie hatten 8 Kinder, Mr. P. ist der jüngste, die übrigen sind alle gesund." Hilma Walter vermerkte in ihren eigenen Patientenaufzeichnungen dagegen den Untersuchungsbefund: „Mittelgroß, mittelkräftig; Gewicht 59, 6 kg, blasses gedrücktes, müdes Aussehen. – Innere Organe o.B." Auf der Rückseite der Ambulanzkarte notierte sich Hilma Walter (physiologische) Laborbefunde (Urinstatus/Blutdruck/Blutbild), in der Therapiespalte der Karte Ita Wegman dagegen (*nach* der Konsultation von Rudolf Steiner) die verordnete Medikation: „Fliedertee / Phosphor D4 / Arsen Eisen"

Sehr wahrscheinlich im Vorfeld der stationären Aufnahme – oder aber während seiner Zeit im Klinisch-therapeutischen Institut – verfasste der Patient Charles P. einen handschriftlichen, fünfseitigen Lebenslauf in englischer Sprache, in dessen letzten Teil er auf die Entwicklung seiner physischen Beschwerden einging. In deutscher Übersetzung lautet dieser Text: „Ich wurde in einem kleinen Farmhaus ungefähr drei Meilen von Exeter entfernt geboren, der Hauptstadt von Devonshire, am 8. Januar 1875. Mein Vater (der das älteste von fünfzehn Kindern war) und meine Mutter (die älteste von acht) waren Cousins ersten Grades. Ich selbst war das jüngste von acht Kindern. Mein Vater war nahezu 48 Jahre alt, als ich geboren wurde, und meine Mutter nahezu 41. Sie waren zu diesem Zeitpunk seit 15 Jahren verheiratet. Mein Vater starb im Jahre 1898 im Alter von 71 Jahren und meine Mutter 1910, 76jährig. Meine vier Brüder und drei Schwestern sind alle noch am Leben. – Ich heiratete 1910 im Alter von 34 Jahren, meine Frau (die ebenfalls das jüngste von acht Kindern ist) war zu dieser Zeit 26 Jahre alt. Wir haben zusammen sechs Kinder, von denen das zweite aufgrund einer Frühgeburt am 1. April 1913 starb. Wir erwarten ein weiteres Kind im April nächsten Jahre. Die fünf lebenden Kinder (3 Mädchen und 2 Jungen) sind alle ziemlich gesund. – Ich erinnere mich nicht, ernsthaft krank gewesen zu sein, nachdem ich die Masern im ungefähr 3. Lebensjahr durchgemacht hatte – bis zu einer Nierenentzündung am Ende des Krieges. Ich war Korporal in der Spezialbrigade der Royal Engineers und in Bethune stationiert, ehe ich aufgrund der Erkrankung am 4. Januar 1916 nach Hause zurückkehren musste. Ich war für 5 Monate im Krankenhaus, aber zum Zeitpunkt der Demobilisierung Anfang 1919 wurde mir bescheinigt, von allen nephritischen Zeichen frei zu sein. – In der Zeit vom 9. bis zum 14,5. Jahr meines Lebens wanderte ich täglich vier Meilen zur Schule, das sind acht Meilen am Tag – und dies fünf Tage pro Woche. In der Schule war ich gut und am Ende der Schulzeit verließ ich die Klasse als bester Schüler – und trug mehr Preise nach Hause als alle anderen Jungen meiner Klasse zusammen. Ich habe mich körperlich eher früh entwickelt und erreichte die Pubertät mit 12,5 Jahren, als ich das geheime Laster [the secret vice] kennen lernte und häufig der Selbstbefriedigung unterlag, bis zu einem Alter von 18,5. Dann kam ich unter den Einfluss eines evangelischen Pastors und lebte über eineinhalb Jahre abstinent. Mein Glaube in die evangelische Lehre des stellvertretenden Todes von Christus wurde dann erschüttert, ich verfiel erneut in gelegentliche Masturbation, doch hielt ich mich vom Geschlechtsverkehr zurück, bis ich verheiratet war und war meiner Frau immer absolut treu. – Ich bin seit 1892 als Lehrer tätig. Ich nahm von Oktober 1894 bis zum Juli 1896 in einer College-Ausbildung in London teil und bekam mein Lehrerdiplom im Juli 1896. Danach verbrachte ich zwei Probejahre in einer kirchlichen Schule in London, ehe ich dem County Council unterstellt wurde, in dessen Dienst ich seither stehe. Von 1904 bis 1907 bildete ich mich neben meiner Unterrichtstätigkeit am Trintity College in Dublin weiter und erhielt die „Second Class Honors“ in moderner Literatur (Englisch und Französisch). 1909 absolvierte ich die Prüfung „Licencié ès Letttres“ der Universität von Frankreich an der Akademie von Caen. Danach begann ich Französisch für Studenten an einem kommerziellen Institut an mehreren Abenden der Woche zu unterrichten, nach meinem regulären Schulunterricht. – Eine stets zunehmende körperliche Schwäche und eine mentale Depression kam über mich, mit wachsenden familiären Verpflichtungen seit der Verheiratung – und obgleich ich neue Aussichten sah, fehlte mir die notwendige Konzentration, um sie zu verfolgen. Ich sehe die Welt in ein internationales Chaos steuern, durch reaktionäre Einflüsse, aber ich habe nicht die Energie, mein eigenes Gewicht in die Waagschale des Fortschritts zu werfen. Ich sehe, wie die Kirchen ihre Kräfte in gegenseitigen Anschuldigungen verschwenden und in der Verherrlichung der Bedeutung von unwichtigen Dingen, aber ich bin zu schwach, um ihnen zu zeigen, dass sie gegen die Ziele dessen arbeiten, dem sie vorgeben zu dienen. Ich sehe Konfusion und Mangel an Freude in der Erziehungswelt, die durch eine Unkenntnis der Kindesnatur zustande kommt, und doch treibe ich mit dem Strom, weil es mir an moralischer Courage fehlt, mich zu denen zu stellen, die mit sympathetischer Einsicht dem Kind dazu verhelfen, sein eigenes Potential zu verwirklichen. – Ich bin erst 48 Jahre alt, aber es scheint mir, dass meine Kräfte bereits erschöpft sind und ich den anderen die Lösung von Problemen überlassen muss, die auch ich für lösbar halte, wozu mir jedoch die Kraft fehlt.“

Rudolf Steiner sah den Patienten P. am 26.11.1923 – drei Tage nach dem Beginn der stationären Behandlung, neun Tage nach der Erstvorstellung bei Margarete Bockholt und am selben Tag wie die als „Fall 1“ beschriebene Patientin Edda H. Rudolf Steiners Gespräch mit Charles P. und den Ärzten der Klinik wurde in maschinenschriftlicher Weise festgehalten:

> Dr. Steiner: Es ist zunächst das Bild, dass sein Astralleib nicht die physischen Organe ordentlich ergreifen will. Nun muss man die Ursache suchen. Es scheint mir ein Zurückstoßen zu sein, durch Irgendetwas. Haben Sie eine Indigestion gehabt vor 10 Jahren? – Nein – Auch nicht um 1909 herum oder früher? – Nein – Haben Sie 1909 bis 1907 etwas stark Erschütterndes erlebt – Ja, 1907, eine Entlobung. – 2 Jahre später lernte er seine jetzige Frau kennen. –
> Das ist dieses, dass er im Zusammenhang mit dem, was er da beschreibt, mit seiner Selbstbefriedigung, dadurch hat er sich geschwächt in Bezug auf den Gebrauch seines Astralsystems. Da ist es schon locker gewesen und der Chock hat die unversorgten Dinge des Astralsystems durcheinander gebracht. – Nun müssen wir versuchen, ihn erst einmal mit sehr konzentrierter Fliederteelösung zum starken Schwitzen zu bringen. Geben wir ihm stark konzentrierte Fliederteelösung und dazu etwas Phosphor D4. Und dann geben wir ihm Arsen, am besten eigentlich Arseneisen, und das müssen wir ihm dann doch geben verflüssigt in 4. bis 5. Dezimale. Dadurch kann man hoffen, dass er dazu

kommt, seinen Astralleib etwas zu stärken, aber dass man auch diese unordentlichen Widerstände aus dem Felde schlägt und seinen ganzen Körper astralisch zum Wirken bringt durch eine sehr starke Absonderung, nicht als Urin, sondern als Schweiß. Vielleicht könnte man ihn auch baden lassen, die Woche zweimal mit Rosmarin, dass es zusammenhält. Es ist natürlich nicht leicht. – Es ist schon die richtige Diagnose, die Selbstbefriedigung in der Jugend im Zusammenhang mit dem späteren Chock. Diese Selbstbefriedigung dauerte ja bis zum 28. Lebensjahr – geboren ist er 1875 – und später hat er auch noch einmal einen Rückfall, das muss bald danach gewesen sein. Und dann ist interessant, dass er diesen Chock gehabt hat, den hat er an sich herangezogen.

Der Krankenkurve zufolge wurde Charles P. nach seiner stationären Aufnahme am 23. November 1923 mit Arsenicum album D5, Antimon-Suppositorien (zur Therapie der Hämorrhoiden) und Aurum met. D10, Clairo-Tee sowie täglicher Heileurythmie behandelt. Nach der Visite von Rudolf Steiner am 26. November wurden die von Steiner empfohlenen Präparate angesetzt (Phosphor D4, zweimal tgl.; Arseneisen; Rosmarinbäder 2/Woche; tgl. Schwitzen mit Fliedertee), die zuvor angewandte Aurum-Medikation dagegen abgesetzt. – Am Ende der ersten Dezemberwoche – möglicherweise nach einer weiteren Konsultation R. Steiners – wurde auch Arsenicum album abgesetzt, die übrigen Medikamente dagegen weitergeführt. Ab dem 9. Dezember wurde die tägliche Schwitz-Verordnung zurückgenommen und eine Pause der Stibium-Suppositorien angeordnet, die jedoch ab dem 11. Dezember erneut zum Einsatz kamen. Die Medikationen und Anwendungen sowie die Heileurythmieübungen (mit vorübergehender Pause) wurden dann bis zur Entlassung am 17.1.1924 weitergeführt.

In den Aufzeichnungen der betreuenden Krankenschwester hieß es im Dezember 1923: „ 3.12. Verdauung regelmäßig nach Cl. Tee, aber etwas Gasbildung. Schwitzt leicht bei der täglichen Schwitzkur. Schlaf in den letzten Tagen nicht befriedigend; 5.12. munter; 9.12. oft recht müde. Auf Kümmel weniger Gase; 10.12. Schlaf meist nicht ganz befriedigend. Die Suppositorien Nr. 7 [Stibium] haben gut gewirkt; 14.12. Fühlt sich in den letzten Tagen weniger müde; 19.12. Klagt nicht mehr über Müdigkeit." Im Januar 1924 wurde dagegen vermerkt: „8.1. Schläft jetzt meist recht gut. War während des Kursus oft recht müde. Sagt, es gehe ihm besser, aber doch zu langsam voran. – Darmtätigkeit mit schwachem Clairo-Tee regelmäßig. Gasbildung durch Kümmeltee gebessert. Appetit glänzend, geistig tätig, im Charakter etwas kleinlich. – Braucht nicht mehr Suppositorien Nr. 7 gegen Hämorrhoiden; 17.1. Nach Stuttgart zur Waldorfschule abgereist. Schien sich wohler zu fühlen."

Charles P. verließ die Arlesheimer Klinik am 17. Januar 1924 und reiste für eine Hospitation an die Waldorfschule nach Stuttgart, ehe er nach England, zu seiner Familie und seiner Arbeit zurückkehrte. Ihrem Stuttgarter Kollegen Otto Palmer, bei dem sich der Patient zur Weiterführung der Behandlung in der Zeit seines Stuttgarter Aufenthaltes vorstellen sollte, schrieb Ita Wegman am 22. Januar: „Es handelt sich bei Mr. P. um eine Neurasthenie, die sich äußert in Depressionen, großer Müdigkeit, Apathie und Ängstlichkeit, so dass er gar nicht mehr im Leben zurecht kam. Und körperlich lag eine schlechte Verdauung vor. – Die Ursachen seiner Neurasthenie lagen schon in der Jugend begründet in sexuellen Erregungen, die durch eine strenge Erziehung von Zeit zu Zeit verschwanden und dann wieder zum Ausbruch kamen. Verschiedene Schockwirkungen in seinem Leben lösten das immer wieder aus. Dadurch ist er natürlich in dem Gebrauch seines Astralleibes sehr geschwächt und da er nichts Positives hatte, um dieser Zerstörung entgegenzutreten, wurde er immer schwächer und schwächer, bis die Depressionen kamen. – Von Anthroposophie hörte er zum erstenmal in Ilkley (England) im August 23, was ihm den Impuls gab, hierher zu kommen für seine Gesundung und zum Studium der Anthroposophie. Nach Angaben von Herrn Dr. Steiner wurde ihm dann hier verordnet innerlich: Phosphor D4 und Arseneisen D5. Dann musste er täglich mit Fliederblütentee schwitzen und bekam auch zweimal wöchentlich ein Bad mit Rosmarin. Außerdem noch etwas Heileurythmie. Und die sehr regelmäßige Lebensweise und das wachsende Interesse für die Anthroposophie hatten einen ausgezeichneten Einfluss auf den Patienten. Mr. P. ging jetzt in gutem Zustand von hier weg und wird sich nun in Stuttgart in der Waldorfschule neue Impulse für seine Rückkehr nach Hause holen. Ganz ohne Kur wird er aber noch nicht sein können, so dass es gut sein wird, wenn Sie ihn noch etwas unter ärztlicher Kontrolle halten.“

Aus England schrieb Charles P. im Februar und März 1924 an Ita Wegman. Am 17.2. teilte er die Begleichung seiner Arlesheimer Klinikrechnung mit und dankte Wegman, aber auch Hilma Walter und Margarete Bockholt (die ihn sehr wahrscheinlich heileurythmisch behandelt hatte) für die von ihnen erfahrene Therapie („the skilful and careful treatment you have me“) – *„I feel sure that the results of my stay at Arlesheim and Stuttgart have been most satisfactory.“* Am 4.3.1924 bat P. Ita Wegman um die Vermittlung einer Möglichkeit, am Goetheanum Anthroposophie studieren zu können, um später in der Lage zu sein, sie öffentlich zu vertreten. – Über seinen weiteren Werdegang und seine gesundheitliche Entwicklung existieren keine Unterlagen.

Archivdokumente

1 Margarete Bockholt/Ita Wegman: Ambulante Krankenakte von Charles P., 17.11.1923 (Vorderseite)
2 Hilma Walter: Ambulante Krankenakte von Charles P., 17.11.1923 (Rückseite)
3 Rudolf Steiner: Patientengespräch und Ärzteberatung, 26.11.1923
4 Ita Wegman: Kurvorschrift für Charles P., November 1923 (Vorderseite)
5 Ita Wegman: Kurvorschrift für Charles P., November 1923 (Rückseite)
6 Stationäre Krankenkurve von Charles P., Blatt 1 (von 2), 23.11.-23.12.1923
7 Stationäre Krankenkurve von Charles P., Blatt 2 (von 2), 24.12.-17.1.1924
8 Ita Wegman: Brief an Otto Palmer, 22.1.1924

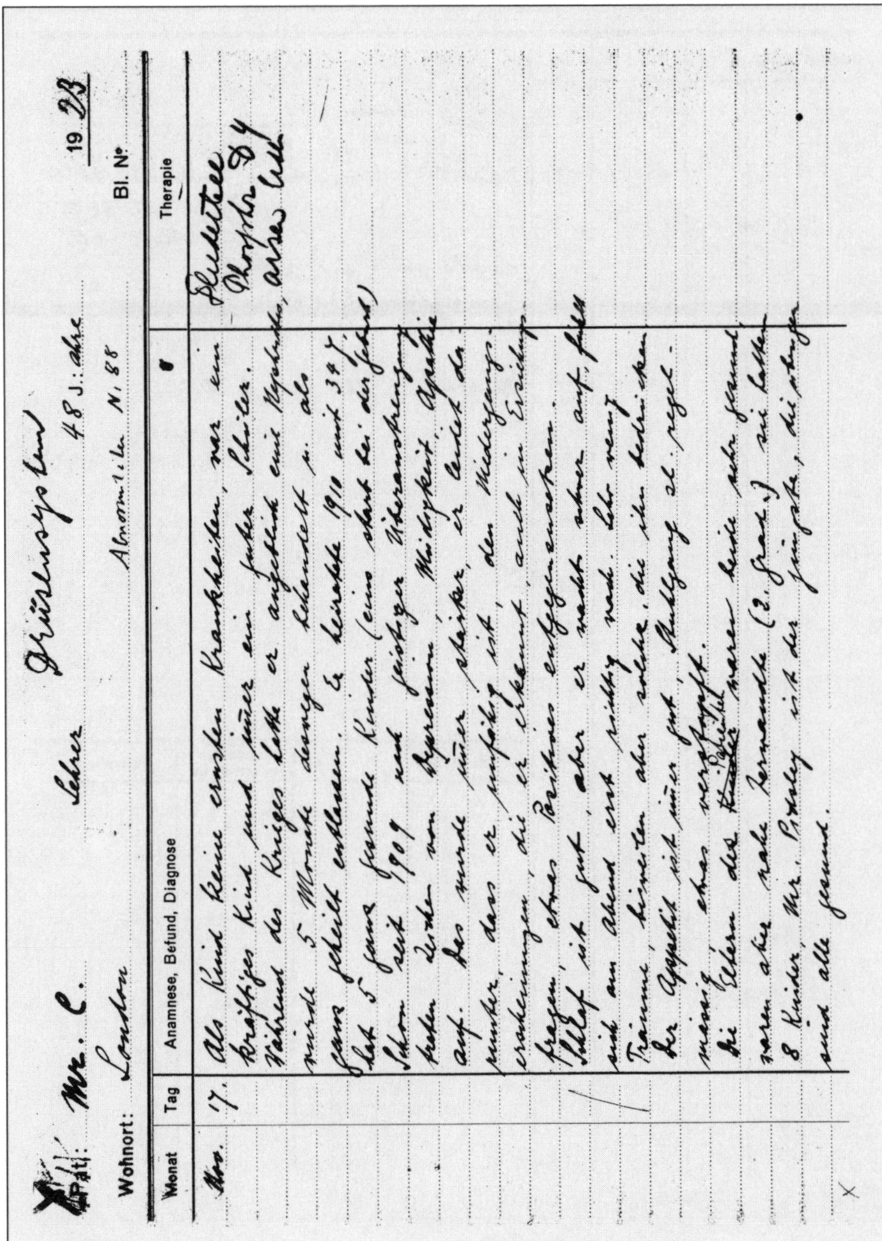

1 Margarete Bockholt/Ita Wegman: Ambulante Krankenakte von Charles P., 17.11.1923 (Vorderseite)

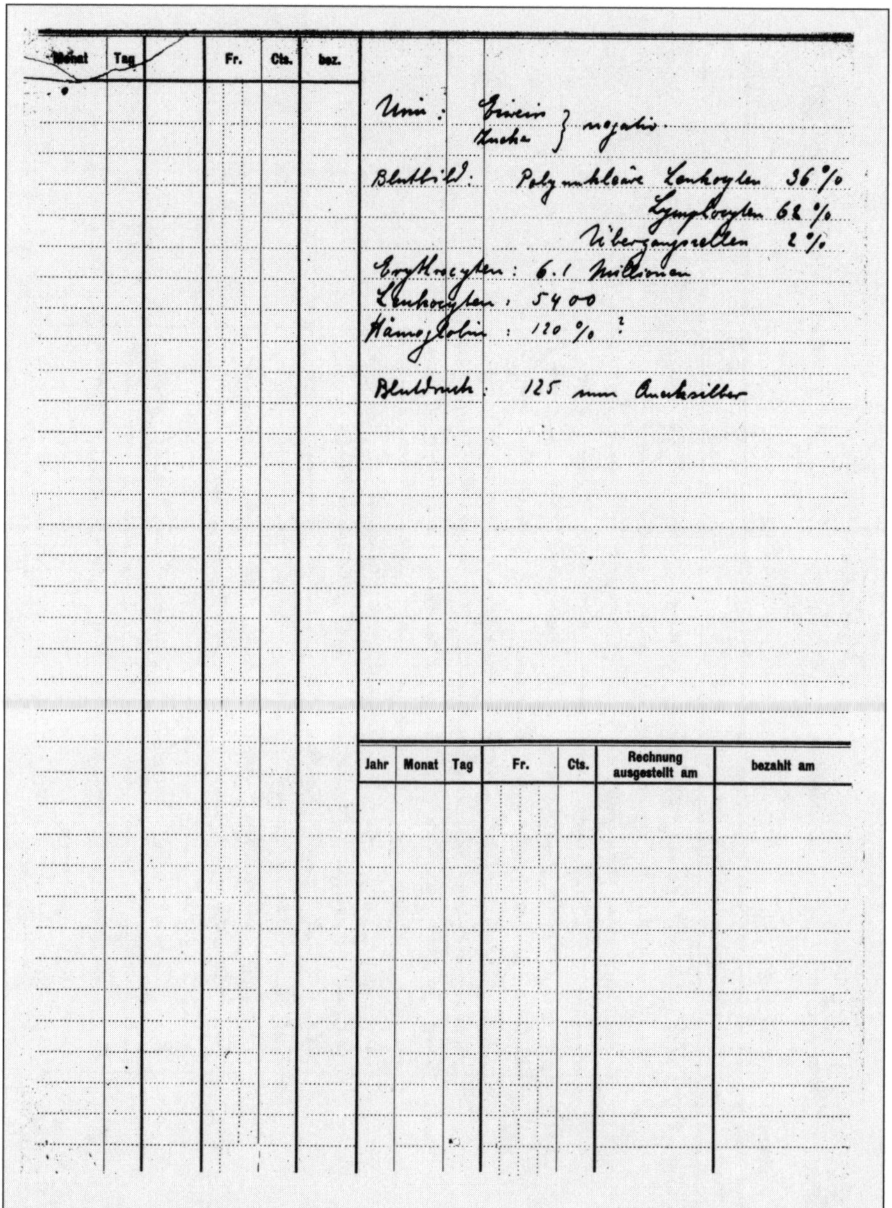
Monat	Tag		Fr.	Cts.	bez.

Urin: Eiweiss / Zucker } negativ.

Blutbild: Polynukleäre Leukocyten 36 %
Lymphocyten 62 %
Übergangszellen 2 %

Erythrocyten: 6.1 Millionen
Leukocyten: 5400
Hämoglobin: 120 % ?

Blutdruck: 125 mm Quecksilber

Jahr	Monat	Tag	Fr.	Cts.	Rechnung ausgestellt am	bezahlt am

2 Hilma Walter: Ambulante Krankenakte von Charles P., 17.11.1923 (Rückseite)

26.11. 1923

Mr.
~~8888------~~ siehe Karte .

Dr. Steiner: Es ist zunächst das Bild, dass sein Astral-
leib nicht die physischen Organe ordentlich ergreifen will. Nun muss man die Ursache suchen. Es scheint mir ein Zurückstossen zu sein, durch Irgendetwas. Haben Sie eine Idigestion gehabt vor 10 Jahren? — Nein — Auch nicht um 19o9 herum oder früher? — Nein — Haben Sie 19o9 bis 19o7 etwas stark Erschütterndes erlebt? — Ja, 19o7, eine Entlobung. — 2 Jahre später lernte er seine jetzige Frau kennen. — Da ist dieses, dass er im Zusammenhang mit dem, was er da beschreibt, mit seiner Selbstbefriedigung, dadurch hat er sich geschwächt in Bezug auf den Gebrauch seines Astralsystems. Da ist es schon locker gewesen und der Chock hat die unversorgten Dinge des Astralsystems durcheinander gebracht .

Nun müssen wir versuchen, ihn erst einmal mit sehr konzentrierter Fliedertheelösung zum starken Schwitzen zu bringen. Geben wir ihm stark konzentrierte Fliedertheelösung und dazu etwas Phosphor D 4 . Und dann geben wir ihm Arsen, am besten eigentlich dann Arseneisen, und das müssen wir ihm dann doch geben flüssig in 4. bis 5. Dezimale. Dadurch kann man hoffen, dass er dazu kommt, seinen Astralleib etwas zu stärken, aber dass man auch diese unordentlichen Widerstände aus dem Felde schlägt und seinen ganzen Körper astralisch zum Wirken bringt durch eine sehr starke Absonderung, nicht als Urin, sondern als Schweiss. Vielleicht könnte man ihn auch baden lassen, die Woche zweimal mit Rosmarin, dass es zusammenhält. Es ist natürlich nicht leicht.

Es ist schon die richtige Diagnose, die Selbstbefriedigung in der Jugend in Zusammenhang mit dem späteren Chock. Diese Selbstbefridigung dauerte ja bis zum 28 . Lebensjahr, — geboren ist er 1875 — und später hat er auch noch einmal einen Rückfall, das muss bald danach gewesen sein. Und dann ist interessant, dass er diesen Chock gehabt hat, den hat er an sich herangezogen.

3 Rudolf Steiner: Patientengespräch und Ärzteberatung, 26.11.1923

Kurvorschrift

des

Klinisch-Therapeutischen Institutes

Arlesheim

Für Mr [redacted]

Zimmer No. [redacted]

Zeit

Diät: hauptsächlich vegetarisch 3x in der Woche Fleisch

Medizinisches Bad: 2x in der Woche Rosmarinbad

Schwitzbad: morgens früh 1 Tasse Fliedertee, darauf hin schwitzen.

Zeit

Luft- und Sonnenbad:

Zeit

Wickel:

Douschen:

Elektrische Behandlung:

Massage:

4 Ita Wegman: Kurvorschrift für Charles P., November 1923 (Vorderseite)

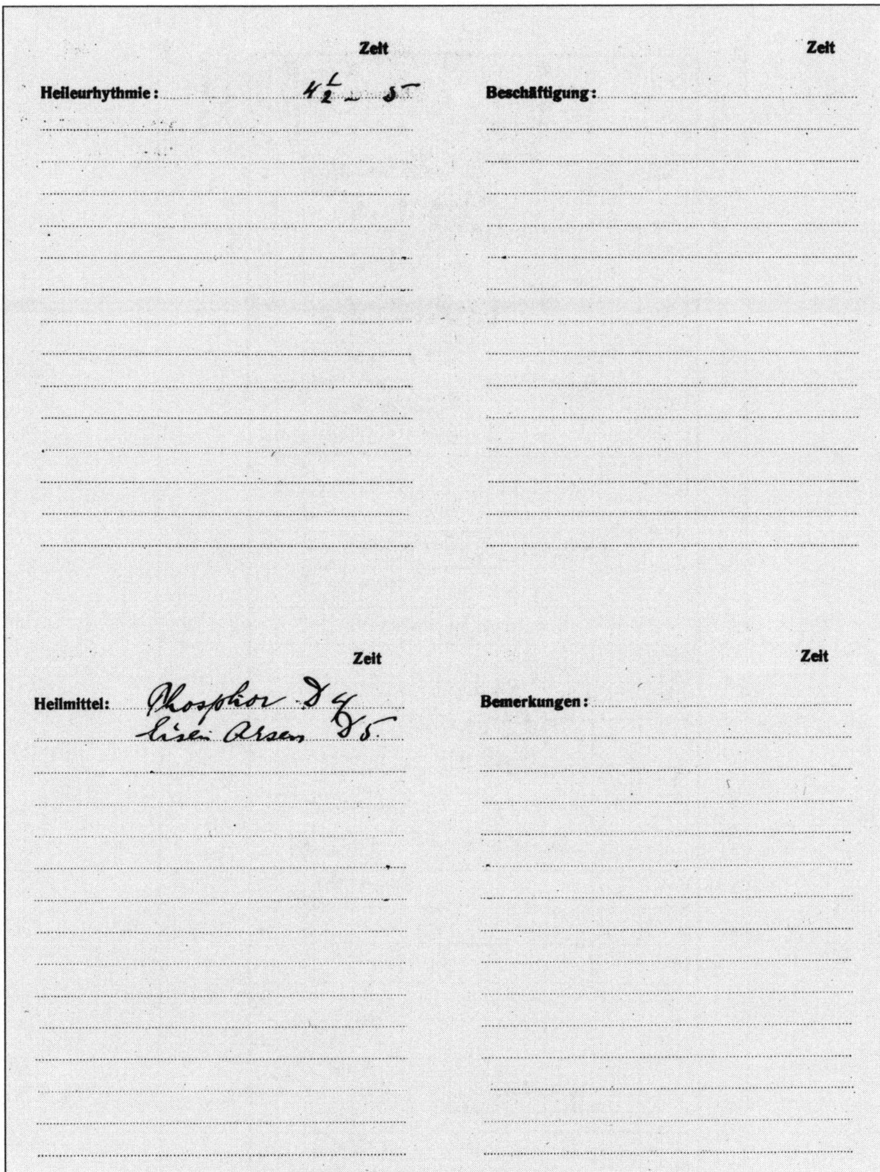
Zeit

Heileurhythmie: 4½ – 5

Zeit

Beschäftigung:

Zeit

Heilmittel: Phosphor D 4
Eisen Arsen D 5

Zeit

Bemerkungen:

5 Ita Wegman: Kurvorschrift für Charles P., November 1923 (Rückseite)

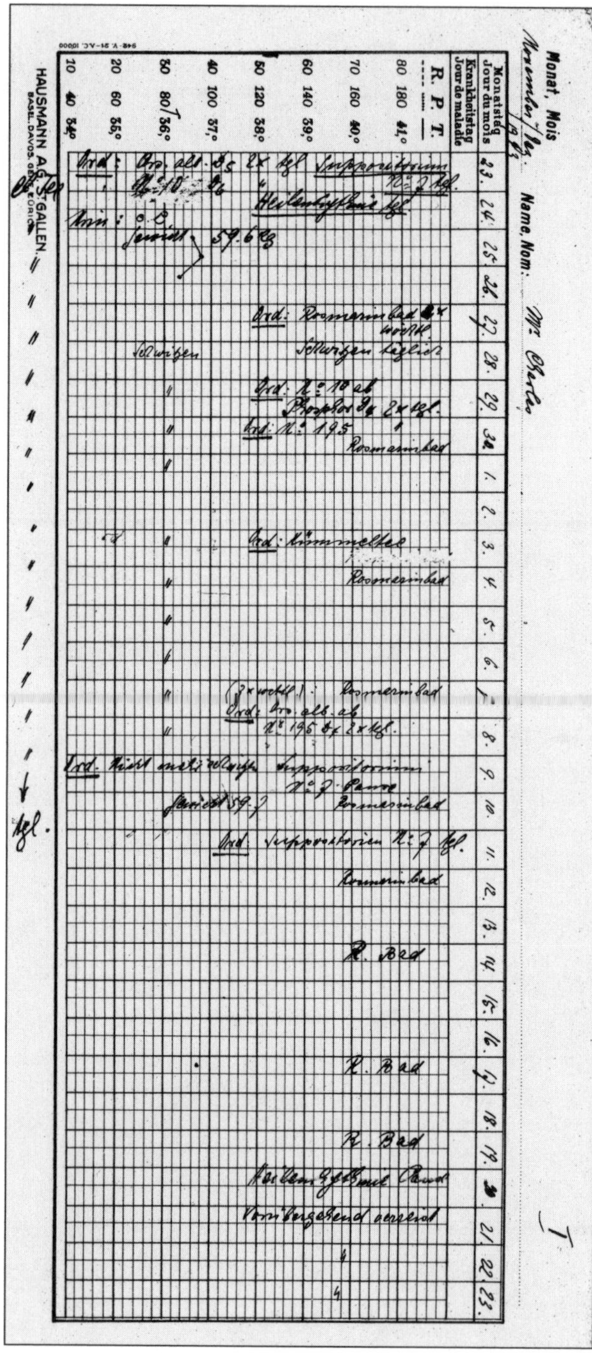

6 Stationäre Krankenkurve von Charles P., Blatt 1 (von 2), 23.11.-23.12.1923

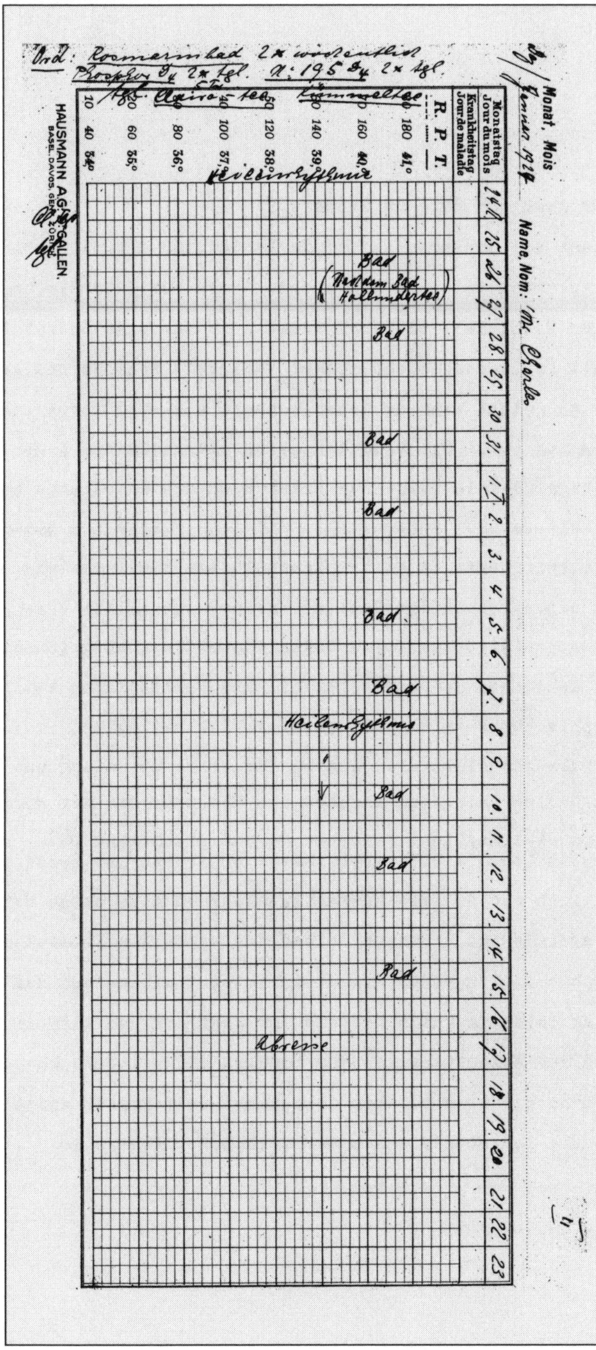

7 Stationäre Krankenkurve von Charles P., Blatt 2 (von 2), 24.12.–17.1.1924

22 Januar 24.

Sehr geehrter Herr Dr.Palmer.

Ein Patient von uns,Mrs P   ,Engländer,43J.alt,wir wohl diese Tage zu Ihnen gekommen sein,und ich möchte Ihnen zur Orientierung Folgendes mitteilen.Es handelt sich bei Mrs.P   um eine Neurathenie, die sich äussert in Depressionen,Grosser Müdigkeit,Apathie und Aengstlichkeit,sodass er gar nicht mehr im Leben zurecht kam.-Und körperlich lag eine schlechte Verdauung vor.--Die Ursachen seiner Neurasthenie lagen schon in der Jugend begründet in sexuellen Erregungen,die durch eine strenge Erziehung von Zeit zu Zeit verschwanden und dann wieder zum Ausbruch kamen Verschiedene Shokwirkungen in seinem Leben lösten das immer wieder aus. Dadurch ist er natürlich in dem Gebrauch seines Astralleibes sehr geschwäc und da er nichts Positives hatte,um dieser Zerstörung entgegenzutreten wurde er immer schwächer und schwächer bis die Depressionen kamen.

Von Anthroposophie hörte er zum erstenmal in Ilkley(England)im August 23 , was ihm den Impuls gab hierher zu kommen für seine Gesundung und zum Studium der Anthroposophie.Nach Angaben oon Herrn Dr,Steiner wurde ihm dann hier verordnet innerlich: Phosphor D4 und Arseneisen D5.

Dann musste er täglich mit Fliederblütentee schwitzen und bekam auch zweimal wöchentlich ein Bad mit Rosmarin.Ausserdem noch etwas Heileurhythm.

Und die sehr regelmässige Lebensweise und das wachsende Interesse für die Anthroposophie hatten einen ausgezeichneten Einfluss auf den Patienten Mrs Pidsley ging jetzt in gutem Zustand von hier weg und wird sich nun in Stuttgart in der Waldorfschule neue Impulse für seine Rückkehr nach hause holen.Ganz ohne kur wird er aber noch nicht sein können,sodass es gut sein wird,wenn Sie ihn noch etwas unter ärztlicher Kontrolle halten.

8 Ita Wegman: Brief an Otto Palmer, 22.1.1924

3.
Krankengeschichte

31-jähriger Patient, Künstler, suchte während einer Konzertreise unsere Klinik auf, ist in einem Zustande starker entzündlicher Funktionsstörung der Harnorgane; katarrhalische Erscheinungen, Fieber, übermüdeter Körper, allgemeine Schwäche, Arbeitsunfähigkeit.
Die Anamnese ergibt, dass der gleiche Zustand wiederholentlich bei dem Patienten vorhanden war. Die Untersuchung der geistigen Beschaffenheit des Patienten ergibt einen überempfindlichen, zermürbten Astralleib. Als eine Folge davon erweist sich die leichte Anfälligkeit des physischen und des Ätherleibes für katarrhalische und entzündliche Zustände. Patient hatte schon als Kind einen schwächlichen, vom Astralleib unversorgten physischen Leib. Daher Masern, Scharlach, Wasserpocken, Keuchhusten, oft Angina; mit 14 Jahren Harnröhrenentzündung, die mit 29 Jahren kombiniert mit einer Blasenentzündung sich wiederholte. Mit 18 Jahren trat eine Lungen- und Brustfellentzündung auf; mit 29 Jahren bei einem Grippeanfall Rippenfellentzündung; mit 30 Jahren Stirnhöhlenkatarrh. Es ist eine fortwährende Neigung zu Bindehautkatarrh der Augen vorhanden. – Die Fieberkurve war während des zweimonatigen Aufenthaltes des Patienten in der Klinik anfangs bis zu 38.9, ging dann herunter, um am 14. Tage wieder zu steigen; wurde später wellig zwischen 37 und 36, stieg zuweilen auch über 37 und ging bis 35 herunter. Diese Fieberkurve ist ein deutliches Bild der wechselnden Stimmungen in der Ich-Organisation. Es entsteht eine solche Kurve, wenn die Wirkungen der halb bewussten Inhalte der Ich-Organisation in den Wärmeprozessen des physischen und Ätherleibes sich ausleben, ohne durch den astralischen Leib auf einen normalen Rhythmus reduziert zu werden. Die Gesamtaktionsfähigkeit des astralischen Leibes ist in diesem Falle auf das rhythmische System konzentriert und lebt sich in demselben durch die künstlerische Begabung aus. Die anderen Systeme kommen dabei zu kurz. Eine wichtige Folge davon ist eine starke Müdigkeit und Schlaflosigkeit während der Sommerzeit. Im Sommer wird der astralische Leib durch die äußere Welt sehr in Anspruch genommen. Seine innere Aktionsfähigkeit tritt zurück. Die Kräfte des physischen und Ätherleibes werden vorherrschend. In der allgemeinen Lebensempfindung tritt das als starke Ermüdung auf. Die beeinträchtigte Aktionsfähigkeit des Astralleibes hindert denselben, sich vom physischen Leibe zu trennen. Daher tritt Schlaflosigkeit ein. Die nur mangelhafte Trennung des Astralleibes vom Ätherleibe lebt sich in aufregenden und unangenehmen Träumen aus, die von einer Empfindsamkeit dieses Leibes gegenüber den Schädigungen des physischen Organismus herrühren. Charakteristisch ist, dass die Träume diese Schädigungen des physischen Leibes in den Bildern menschlicher Verstümmelungen symbolisieren. Das Schreckhafte derselben ist ihre

naturgemäße Gefühlsbetonung. Eine Folge des im Stoffwechselsystem mangelhaft funktionierenden Astralleibes ist die Neigung zur Obstipation. Durch die Selbständigkeit des Ätherleibes, der vom astralischen Leib zu wenig beeinflusst wird, kann das mit der Nahrung aufgenommene Eiweiß nicht vom pflanzlichen und tierischen Eiweiß vollständig in menschliches Eiweiß umgewandelt werden. Es wird daher im Urin Eiweiß ausgeschieden, so dass die Eiweißreaktion positiv ist. Funktioniert der astralische Leib mangelhaft, so treten im physischen Leibe Prozesse auf, die Fremdprozesse im menschlichen Organismus sind. Das Ergebnis solcher Prozesse ist die Eiterbildung. Die stellt gewissermaßen einen außermenschlichen Vorgang im Menschen dar. Es ergab sich daher im Urinsediment reiner Eiter. Diese Eiterbildung hat einen seelischen Parallelprozess. Es verarbeitet der Astralleib ebenso wenig seelisch die Lebenserfahrungen, wie physisch die Stoffe. Bilden sich außermenschliche Stoffbildungen als Eiter, so auch seelische Inhalte mit außermenschlichem Charakter als Interesse für abnorme Lebenszusammenhänge, Ahnungen, Wahrzeichen usw. – Es handelte sich für uns nun darum, auf den astralischen Leib ausgleichend, reinigend, kräftigend einzuwirken. Da die Ich-Organisation eine sehr regsame ist, so kann ihre Tätigkeit gewissermaßen als Träger der Heilmittelwirkung benutzt werden. Man kommt der Ich-Organisation, die auf die Außenwelt eingestellt ist, am besten bei, wenn man von außen nach innen gerichtete Wirkungen anstrebt. Das erreicht man durch Umschläge. Wir gaben in den Umschlag zuerst Melilotus. Dieser wirkt auf den Astralleib so, dass derselbe in der Verteilung seiner Kräfte eine Ausgleichung erfährt und der einseitigen Hinlenkung auf das rhythmische System entgegengewirkt wird. Natürlich darf man die Umschläge nicht auf jenen Teil des Organismus legen, in dem das rhythmische System besonders konzentriert ist. Wir legten sie um die Organe, in denen der Stoffwechsel und das motorische System konzentriert sind. Kopfumschläge vermieden wir aus dem Grunde, weil der Stimmungswechsel der Ich-Organisation, der vom Kopfe ausgeht, die Wirkung paralysieren musste. Es handelte sich deshalb nun darum, den astralischen Leib und die Ich-Organisation, die für die Wirkung der Melilotus zusammengespannt werden mussten, zu fördern. Das suchten wir zu erreichen durch einen oxalsauren Zusatz, der der Klettenwurzel entnommen war. Oxalsäure wirkt so, dass die Tätigkeit der Ich-Organisation in eine solche des Astralleibes umgewandelt wird. Zu allem dem gaben wir innere Mittel in sehr schwacher Dosierung, welche die Aufgabe hatten, die Absonderungen in eine regelmäßige Eingliederung in die Astralleib-Wirkungen zu bringen. Die Absonderungen, die von der Kopforganisation aus dirigiert werden, suchten wir zu normalisieren durch schwefelsaures Kalium. Diejenigen Vorgänge, die vom Stoffwechselsystem im engeren Sinne abhängen, suchten wir durch kohlensaures Kalium zu beeinflussen. Die Harnabsonderung regelten wir durch

Teucrium. Wir gaben deshalb ein Präparat, das zu gleichen Teilen bestand aus schwefelsaurem Kalium, kohlensaurem Kalium und Teucrium. Die ganze Behandlung musste mit einem sehr labilen Gleichgewicht des physischen, seelischen und geistigen Gesamtorganismus rechnen. Es musste daher durch dauerndes Bettliegen für physisches, durch seelische Ruhe für geistiges Gleichgewicht gesorgt werden, das ein Ineinanderwirken der verschiedenen Heilmittel erst möglich machte. Bewegung und Aufregung machen einen so komplizierten Heilungsprozess fast unmöglich. – Patient war nach Beendigung der Kur körperlich kräftig und gestärkt und seelisch in guter Verfassung. Dass bei einem so labilen Gesundheitszustand bei irgend einer äußeren Attacke die eine oder andere Störung wieder eintreten kann, ist selbstverständlich. Es gehört zur Gesamtheilung, dass in einem solchen Falle solche Attacken vermieden werden.

Kranken- und Therapiegeschichte

Felix P. wurde am 3.12. 1923 stationär in Arlesheim aufgenommen und dort acht Wochen lang – bis zum 1.2.1924 – behandelt.

Am Tag der Aufnahme notierte Hilma Walter auf einer Ambulanzkarte über den Patienten: „Als Kind schwächlich, Masern, Scharlach, Wasserpocken, Keuchhusten, häufig Angina. Mit 14 Jahren Harnröhrenentzündung, die sich in den folgenden Jahren mehrmals wiederholte. Mit 18 Jahren Lungen- und Brustfellentzündung. Mit 29 Jahren Grippe mit Rippenfellentzündung, danach schwere Harnröhren- u. Blasenentzündung; musste damals öfter katheterisiert werden. – Im Sommer 1923 immer sehr müde u. starke Schlaflosigkeit. Konnte oft bis 3h morgens nicht einschlafen, hatte dann sehr aufregende u. unangenehme Träume (sah z.B. oft menschliche Verstümmelungen), schreckte durch die Träume leicht vom Schlafe auf u. war morgens sehr müde. – Durch magnetopathische Behandlung bei Frau Hügel in Freiburg Besserung dieses Zustandes. Im Oktober 1923 starker Schnupfen mit Stirnhöhlenkatarrh. – Immer Neigung zum Bindehautkatarrh der Augen (Myopie). – Seit 2 Tagen wieder zunehmende Schmerzen beim Wasserlassen u. Fiebergefühl. – Stuhlgang: Meist Neigung zu Obstipation. Appetit: gut im allgemeinen. Urin: Eiweiß positiv. Zucker negativ. Sediment: reiner Eiter. Temperatur: 38,7°." Über den bakteriologischen Befund vermerkte Hilma Walter: „reiner dicker Eiter mit Gonokokken". Über ihren körperlichen Untersuchungsbefund hielt sie in einem ihrer Notizbücher mit Patientenaufzeichnungen fest: „Mittelgroß, mäßiger Ernährungszustand, mittelkräftig gebaut; blassgraue Gesichtsfarbe, blondes Haar. Trägt Brille wegen Myopie."

Der stationären Kurve und den Aufzeichnungen Hilma Walters zufolge erhielt der Patient nach der stationären Aufnahme am 3.12.1923 – neben Bettruhe und Diät – heiße Kompressen und Beinwickel aufgrund seines febrilen Zustandes, Bärentraubenblättertee und Teucriumtee sowie Belladonna-Suppositorien nach Bedarf (zur Behandlung der – schmerzhaften – Urethritis), desweiteren Abführpillen und Klistiere (für die Obstipation)und (ab dem 7.12.) Augentropfen für die Konjunktivitis; die Temperatur und die Symptomatik des Patientin war deutlich rückläufig (den Notizen der betreuenden Krankenschwester zufolge fühlte sich Felix P. ab dem 9.12. „merklich frischer" und konnte schmerzfrei Wasserlassen). Rudolf Steiner sah den Patienten erstmals am 11. Dezember, empfahl Umschläge mit Melilotus (Steinklee) und Bardanae radix (Klettenwurzel) im Verhältnis 3 zu 4 sowie die innerliche Gabe eines Präparates aus Schwefelsaurem Kalium, Kohlensaurem Kalium und Teucrium. Nach Hilma Walter sagte

Rudolf Steiner bei dieser Konsultation: „Es handelt sich um eine Askese des Astralleibes".

In den folgenden Tagen entwickelte Felix P. eine hochfebrile Angina tonsillaris, die mit Infludo, Salbeispülungen, Pinseln mit Zitrone und Leib-Kompressen behandelt wurde, ab dem 18. Dezember (möglicherweise im Gefolge einer weiteren Konsultation R. Steiners) auch mit zweimal täglich durchgeführten Argentum-Injektionen (D30). Zusätzlich Gabe von Antimon-Suppositorien. Über eine weitere Visite Rudolf Steiners am 22.12.1923 wurde nach einer entsprechenden Mitschrift Hilma Walters in maschinenschriftlicher Weise festgehalten:

> Die Silberinjektionen weiter machen; weiter impfen mit Viscum pini und Antimon-Spiegel; der Astralleib kann nicht richtig hinein (?). Prüfen Sie, wie weit die Niere infiziert ist. Man müsste ihm geben einen Equisetum-Tee und prüfen, ob diese (hyper-?)typhöse Fieberkurve sich auch unter dem Einfluss von Equisetum ändert. Oder besser ist dies objektiv [daran] zu konstatieren, ob sich der Eitergehalt des Urins ändert.

Ab dem 22. Dezember erhielt Felix P. daraufhin zusätzlich jeden zweiten Tag Injektionen von Viscum pini D2 und Antimonspiegel D8, sowie täglich eine Tasse Equisetum-Tee. Die Temperaturen normalisierten sich in den nächsten Tagen – mit tageszeitlichen Schwankungen – , der Urin wurde heller mit nur noch Spuren von Eiweiß. Die Argentum D30 Injektionen wurden am 26.12. beendet.

Über den Stand vom 1.1.1924 notierte die betreuende Schwester, dass Herr P. nicht mehr schwitze und sich seine Darmtätigkeit deutlich gebessert habe, jedoch wieder über Schmerzen beim Wasserlassen klage und vermehrt eitrigen Urethralausfluß vorweise. Hilma Walter hielt ihrerseits fest: „1. Jan. 1924: Weniger Eiter im Urin, aber etwas mehr eitriger Ausfluss mit Go.+ [Gonokokken]. Die laufende Therapie ist:

> Heiße Kompressen mit Zusatz von Präp. 213 [Melilotus 3T /
> Klettenwurzel 4T)
> Heiße Beinwickel oder Fußbäder
> Bärentraubenblättertee 3 Tassen pro Tag
> Equisetumtee 1 Tasse
> Präp. Nr. 212 (Kaliumsulfat D5 / Kaliumcarbonat D6 / Teucrium D5)
> 2 mal täglich
> Jeden zweiten Tag: Injektion Viscum pini D2 und Antimonspiegel D8

Im Verlauf des Januars wurde Felix P. zusätzlich mit Kamillensitzdämpfen behandelt, denen ab dem 16. Januar Melilotus/Klettenwurzel und später (ab dem 27.1.) Eukalyptus zugesetzt wurde. Am 16. Januar, als Rudolf Steiner den Patienten in der Klinik sah (und den Melilotus/Klettenwurzel-Zusatz für die Dampfbäder empfahl), notierte Hilma Walter über Felix P.: „Subjektiv beschwerdefrei, verbringt schon mehrer Stunden pro Tag auf dem Liegestuhl. Im Urinsediment noch etwas Eiter. Weniger Ausfluss, aber Abstrich Go+." Auch die Krankenschwester hielt an diesem Tage fest: „Fühlt sich wohl, ist den ganzen Tag tätig. Einige Stunden des Tages auf dem Liegestuhl. Keine Schmerzen in der Harnröhre, Urin oft noch wolkig."

Herr P. verließ die Arlesheimer Klinik am 1.2.1924. Sein weiterer Gesundheitsstatus ist nicht bekannt. Über die Entlassungssituation notierte Hilma Walter: „Patient kann wieder ausgehen, ist beschwerdefrei, auch körperlich gekräftigt und seelisch in guter Verfassung. Doch bestehen noch Spuren eitrigen Sekretes aus der Harnröhre."

Archivdokumente

1 Hilma Walter: Ambulante Krankenakte von Felix P., 3.12.1923, mit späteren Ergänzungen zur Therapie (Vorderseite)
2 Hilma Walter: Ambulante Krankenakte von Felix P., 3.12.1923 (Rückseite)
3 Rudolf Steiner: Notizbucheintragung der Medikation (ca. 11.12.1923)
4 Rudolf Steiner: Ärzteberatung, 22.12.1923
5 Stationäre Krankenkurve von Felix P., Blatt 1 (von 2), 3.12.1923–2.1.1924
6 Stationäre Krankenkurve von Felix P., Blatt 2 (von 2), 3.1.–1.2.1924
7 Bemerkungen der Pflege (Rückseite der Krankenkurve), 4.12.1923–1.1.1924
8 Bemerkungen der Pflege (Rückseite der Krankenkurve) 3.1.1924–26.1.1924

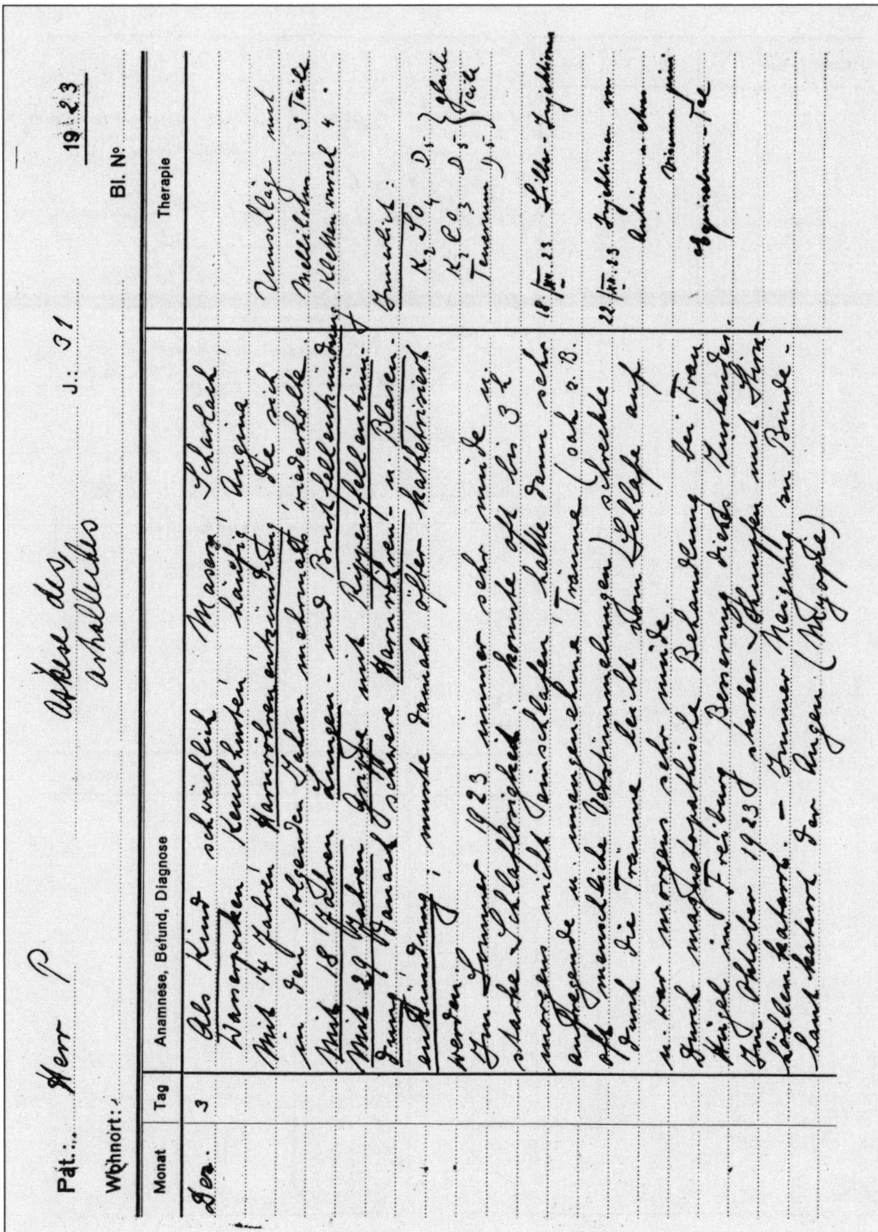

Pat.: Herr P. — Askese des Astralleibes — J.: 31 — 1923

Wohnort:

Bl. No

Monat	Tag	Anamnese, Befund, Diagnose	Therapie
Dez.	3	Als Kind schwächlich. Masern, Scharlach, Wasserpocken, Keuchhusten, häufig Angina. Mit 14 Jahren Harnröhrenentzündung, die sich in den folgenden Jahren mehrmals wiederholte. Mit 18 Jahren Lungen- und Brustfellentzündung. Mit 29 Jahren Grippe mit Rippenfellentzündung. Danach schwere Harnröhren- u. Blasenentzündung; musste damals öfter katheterisiert werden. Im Sommer 1923 immer sehr müde u. starke Schlaflosigkeit. Konnte oft bis 3 h morgens nicht einschlafen, hatte dann sehr aufregende u. unangenehme Träume (sah z. B. oft menschliche Verstümmelungen), schreckte durch die Träume leicht vom Schlafe auf u. war morgens sehr müde. Durch magnetopathische Behandlung bei Frau Hügel in Freiburg Besserung dieses Zustandes. Im Oktober 1923 starker Schnupfen mit Stirnhöhlenkatarrh. – Immer Neigung zu Bindehautkatarrh der Augen (Myopie)	Umschläge mit Mellilotus 3 Teile, Klettenwurzel 4 ". Innerlich: K_2SO_4 D5, K_2CO_3 D5, Teucrium D5 } gleiche Teile. 18./XII. 23 Silber-Injektionen. 22./XII. 23 Injektionen von Antimon u. etwas Viscum pini. Equisetum-Tee

1 Hilma Walter: Ambulante Krankenakte von Felix P., 3.12.1923 (Vorderseite), mit späteren Ergänzungen

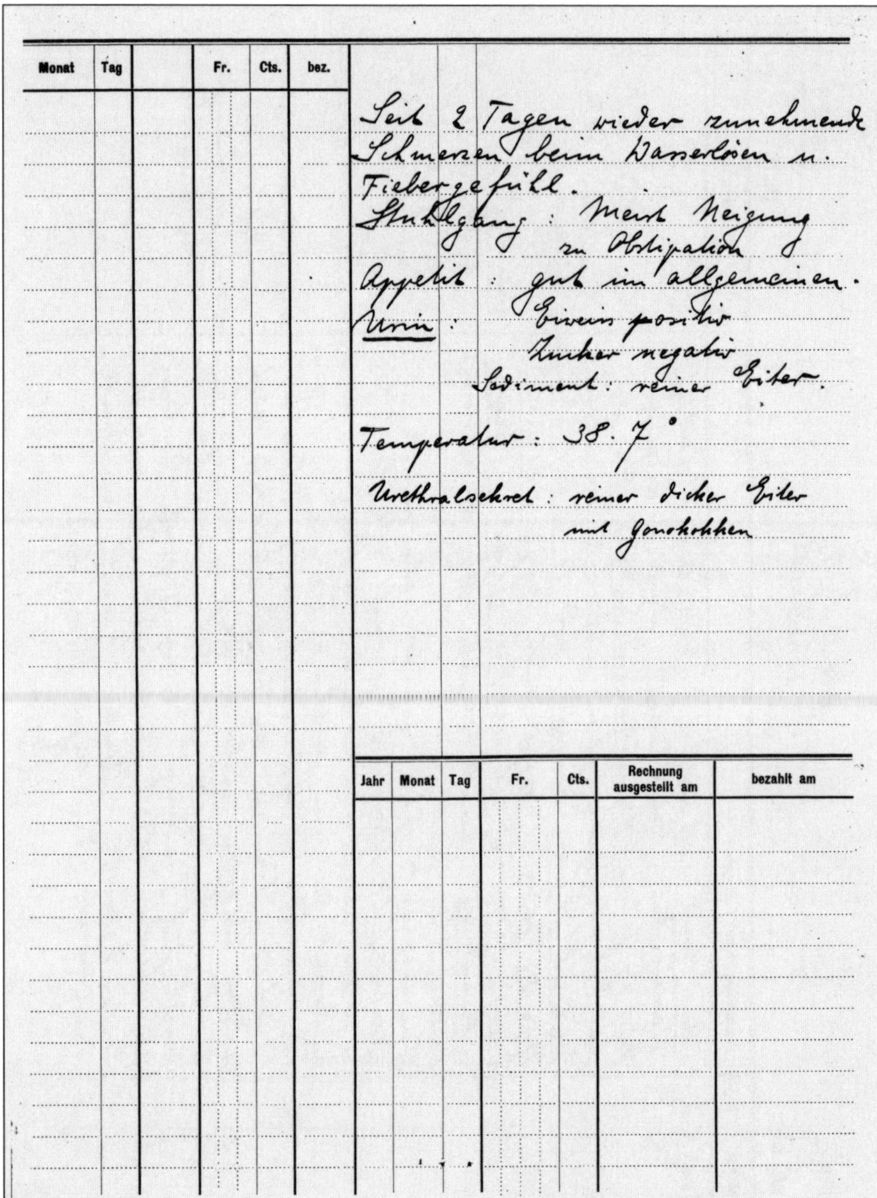

Monat	Tag		Fr.	Cts.	bez.

Seit 2 Tagen wieder zunehmende Schmerzen beim Wasserlösen u. Fiebergefühl.
Stuhlgang: Meist Neigung zu Obstipation
Appetit: gut im allgemeinen.
Urin: Eiweiss positiv
Zucker negativ
Sediment: reiner Eiter.
Temperatur: 38.7°
Urethralsekret: reiner dicker Eiter mit Gonokokken

Jahr	Monat	Tag	Fr.	Cts.	Rechnung ausgestellt am	bezahlt am

2 Hilma Walter: Ambulante Krankenakte von Felix P., 3.12.1923 (Rückseite)

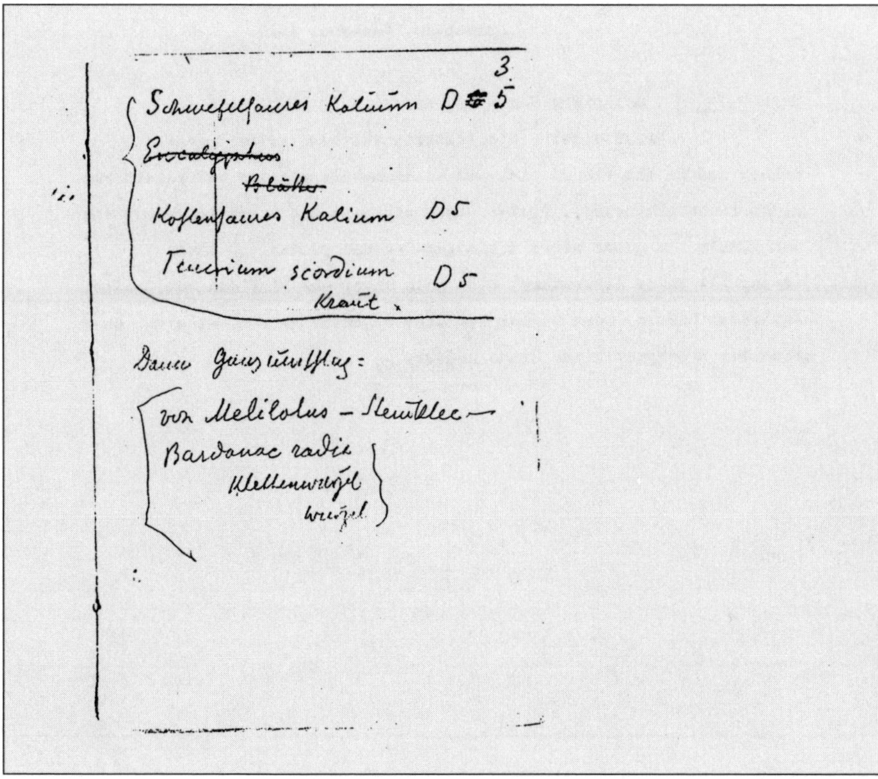
3

Schwefelsaures Kalium D 5

~~Eucalyptus~~

~~Blätter~~

Kohlensaures Kalium D 5

Teucrium scordium D 5

Kraut

Dann Ganzumschlag:

von Melilotus – Steinklee –

Bardanae radix

Klettenwurzel

Wurzel

3 Rudolf Steiner: Notizbucheintragung der Medikation (ca. 11.12.1923)
Ita Wegman Archiv, Arlesheim

Arlesheim, Dezember 1923.

Herr P_____ ä : siehe Karte und Kurve.

Dr. Steiner : Die Silberinjektionen weiter machen; weiter impfen mit Viscum pini und Antimon-Spiegel; der Astralleib kan nicht richtig(hinein?). Prüfen Sie , wie weit die Niere infiziert ist Man müsste ihm geben einen Equisetum-Tee und prüfen, ob diese (hyper ?)typhöse Fieberkurve sich auch unter dem Einfluss von ~~Equiset~~ Equisetum ändert. Oder besser ist dies objektiv zu konstatieren, ob s sich der Eitergehalt des Urins ändert.

4 Rudolf Steiner: Ärzteberatung, 22.12.1923

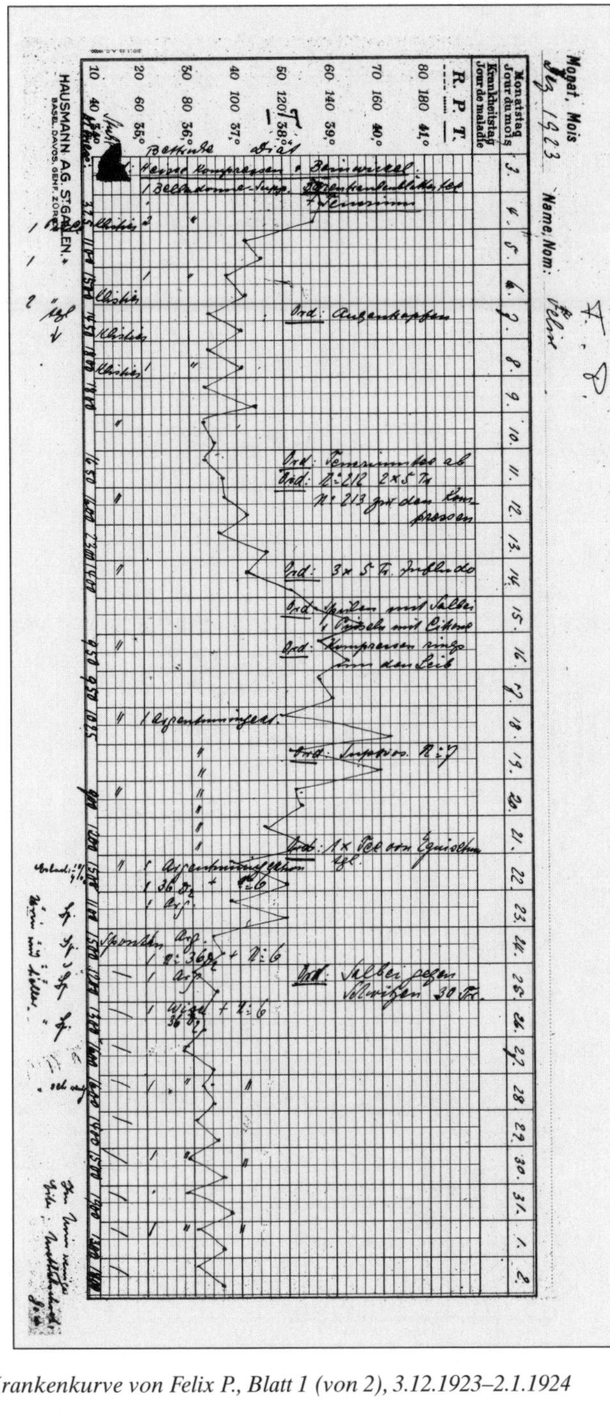

5 Stationäre Krankenkurve von Felix P., Blatt 1 (von 2), 3.12.1923–2.1.1924

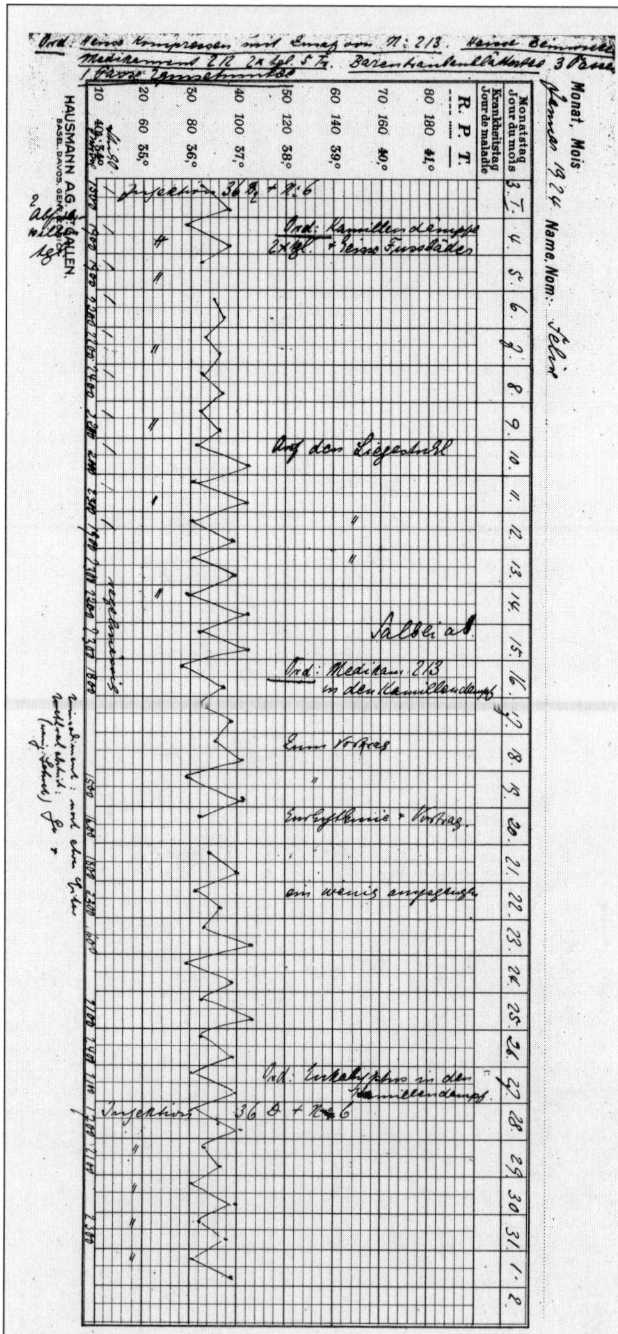

6 Stationäre Krankenkurve von Felix P., Blatt 2 (von 2), 3.1.–1.2.1924

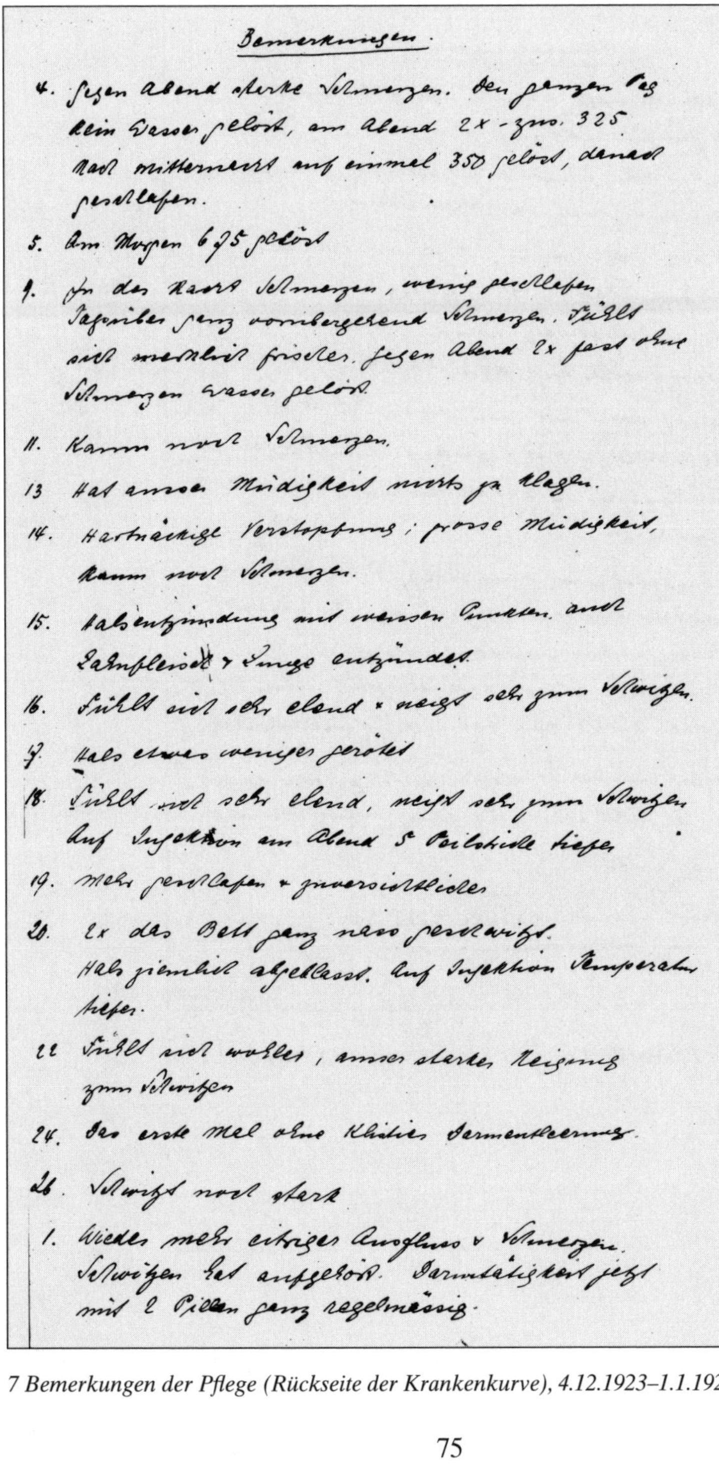

Bemerkungen.

4. Gegen Abend starke Schmerzen. Den ganzen Tag kein Wasser gelöst, am Abend 2x - zus. 325. Nach Mitternacht auf einmal 350 gelöst, danach geschlafen.

5. Am Morgen 6 ¾5 gelöst

9. In der Nacht Schmerzen, wenig geschlafen. Tagsüber ganz vorübergehend Schmerzen. Fühlt sich merklich frischer. Gegen Abend 2x fast ohne Schmerzen Wasser gelöst.

11. Kaum noch Schmerzen.

13 Hat ausser Müdigkeit nichts zu klagen.

14. Hartnäckige Verstopfung; grosse Müdigkeit, kaum noch Schmerzen.

15. Halsentzündung mit weissen Punkten. auch Zahnfleisch & Zunge entzündet.

16. Fühlt sich sehr elend & neigt sehr zum Schwitzen.

17. Hals etwas weniger gerötet

18. Fühlt sich sehr elend, neigt sehr zum Schwitzen. Auf Injektion am Abend 5 Teilstriche tiefer.

19. Mehr geschlafen & zuversichtlicher

20. 2x das Bett ganz nass geschwitzt. Hals ziemlich abgeblasst. Auf Injektion Temperatur tiefer.

22 Fühlt sich wohler, ausser starker Neigung zum Schwitzen

24. Das erste Mal ohne Klistier Darmentleerung.

26. Schwitzt noch stark

1. Wieder mehr eitriger Ausfluss & Schmerzen. Schwitzen hat aufgehört. Darmtätigkeit jetzt mit 2 Pillen ganz regelmässig.

7 Bemerkungen der Pflege (Rückseite der Krankenkurve), 4.12.1923–1.1.1924

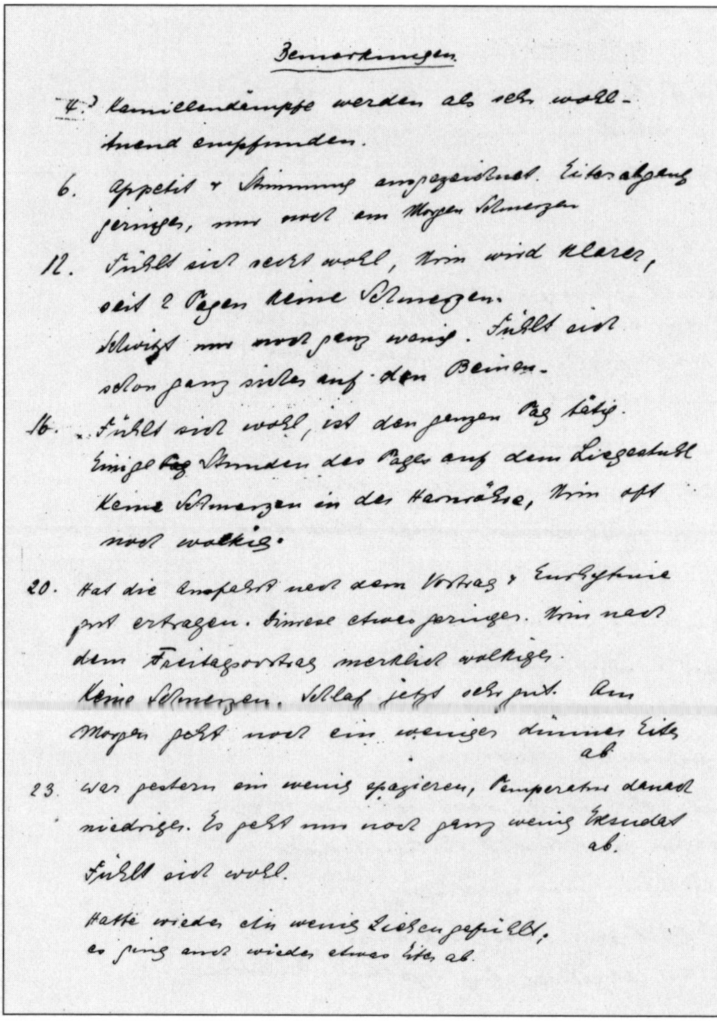

Bemerkungen

4.) Kamillendämpfe werden als sehr wohltuend empfunden.

6. Appetit + Stimmung ausgezeichnet. Eiterabgang geringer, nur noch am Morgen Schmerzen

12. Fühlt sich recht wohl, Urin wird klarer, seit 2 Tagen keine Schmerzen. Schwitzt nur noch ganz wenig. Fühlt sich schon ganz sicher auf den Beinen.

16. Fühlt sich wohl, ist den ganzen Tag tätig. Einige ~~Tag~~ Stunden des Tages auf dem Liegestuhl. Keine Schmerzen in der Harnröhre, Urin oft noch wolkig.

20. Hat die Ausfahrt nach dem Vortrag + Eurythmie gut ertragen. Auswurf etwas geringer. Urin nach dem Freitagsvortrag merklich wolkiger. Keine Schmerzen. Schlaf jetzt sehr gut. Am Morgen geht noch ein weniger dünner Eiter ab.

23. War gestern ein wenig spazieren, Temperatur danach niedriger. Es geht nur noch ganz wenig Exsudat ab. Fühlt sich wohl.

Hatte wieder ein wenig Fieber gefühlt, es ging auch wieder etwas Eiter ab.

8 Bemerkungen der Pflege (Rückseite der Krankenkurve) 3.1.1924–26.1.1924

4.
Krankengeschichte

Ein Kind, das uns zweimal in die Klinik gebracht wurde, erst mit 4 Jahren, dann mit 5½ Jahren. Dazu dessen Mutter und die Schwester der Mutter. Die Diagnose führte von der Erkrankung des Kindes sowohl zu derjenigen der Mutter wie zu der der Schwester hinüber. Für das Kind konnten wir das Folgende feststellen: Es ist ein Zwillingskind, sechs Wochen zu früh geboren. Das andere Kind war im letzten Embryonalstadium abgestorben. Mit sechs Wochen erkrankte das Kind, schrie außerordentlich viel und wurde in ein Hospital verbracht. Dort stellte man die Diagnose Pylorospasmus. Das Kind wurde teilweise von einer Amme, teilweise künstlich ernährt. Mit acht Monaten wird es vom Hospital entlassen. Zu Hause angekommen, hatte es am ersten Tage einen Krampfanfall, der sich in den ersten zwei Monaten täglich wiederholte. Das Kind wurde dabei steif und verdrehte die Augen. Vor dem Anfall trat Ängstlichkeit und Weinen ein. Auch schielte das Kind mit dem rechten Auge und hatte Erbrechen, bevor der Anfall kam. Mit 2½ Jahren trat wieder ein Anfall ein, der fünf Stunden dauerte. Das Kind wurde wieder steif und lag wie tot da. Mit vier Jahren trat ein Anfall ein, der ½ Stunde dauerte. Für diesen wurde uns zum erstenmal die Begleitung mit Fiebererscheinungen gemeldet. Nach den Konvulsionen, die nach dem Zurückbringen aus dem Hospital eintraten, merkten die Eltern eine Lähmung des rechten Armes und des rechten Beines. Mit 2½ Jahren kommt das Kind zum ersten Gehversuch, der so ausfällt, dass nur das linke Bein schreiten kann und das rechte nachgezogen wird. Auch der rechte Arm bleibt willenlos. Der gleiche Zustand war noch vorhanden, als uns das Kind gebracht wurde. Es handelte sich darum, festzustellen, wie es mit den Organisationsgliedern des Kindes stand. Dies wurde unabhängig von dem Symptomenkomplex versucht. Es stellte sich eine starke Atrophie des Ätherleibes heraus, der in gewissen Teilen nur einen sehr geringen Einfluss des astralischen Leibes aufnahm. Die Gegend der rechten Brusthälfte war im Ätherleibe wie gelähmt. Dagegen zeigte sich etwas wie eine Hypertrophie des Astralleibes in der Magengegend. Nun handelte es sich darum, den Symptomenkomplex mit diesen Befunden in Einklang zu bringen. Es ist zweifellos durch den astralischen Leib eine starke Inanspruchnahme des Magens bei der Verdauung vorhanden, die sich aber wegen der Lähmung des Ätherleibes beim Übergange vom Darm in die Lymphgefäße staut. Dadurch ist das Blut unterernährt. Wir müssen die Brechreizerscheinungen daher als besonders wichtige Symptome nehmen. Krämpfe treten immer ein, wenn der ätherische Leib atrophisch wird und der astralische Leib einen unmittelbaren Einfluss auf den physischen Leib erlangt ohne Vermittlung des Ätherleibes. Das war bei dem Kinde im höchsten Maße vorhanden. Wenn dieser Zustand während der Wachstumsperiode, wie es hier der Fall war, dauernd wird, so fallen diejenigen Vorgänge aus, welche das motorische System zur normalen Aufnahme des Willens geeignet machen. Das zeigte sich bei dem Kinde in der Unbrauchbarkeit der rechten Seite. – Wir mussten nun den Zustand des Kindes mit dem der Mutter in Verbindung bringen. Diese ist 37 Jahre alt, als sie zu uns kommt. Sie gibt an, mit 13 Jahren schon so groß gewesen zu sein wie gegenwärtig. Sie hatte früh schlechte Zähne, litt als Kind an Gelenkrheumatismus, behauptet rachitisch gewesen zu sein. Die Menses traten verhältnismäßig früh ein. Die Patientin erklärt, mit 16 Jahren eine Nierenkrankheit gehabt zu haben, und spricht auch von krampfartigen Zuständen, die sie gehabt hat. Mit 25 Jahren Obstipation wegen Krampf des Sphinkter ani, der gedehnt werden musste. Hat auch jetzt bei der Entleerung Krampf. – Der ohne Schlussfolgerung aus dem Symptomenkomplex in unmittelbarer Anschauung festgestellte Befund ergibt eine außerordentliche Ähnlichkeit mit dem des Kindes. Nur erweist sich alles in viel milderer Form. Man muss berücksichtigen, dass der Ätherleib des Menschen zwischen dem Zahnwechsel und der Geschlechtsreife seine besondere Entwickelung erfährt. Dies kommt bei der Patientin dadurch zum Ausdruck, dass die verfügbaren Kräfte des Ätherleibes, die wenig stark sind, ein Wachstum nur bis zur Geschlechtsreife möglich machen. Mit dieser beginnt die besondere Entwickelung des Astralleibes, der mit seiner Hypertrophie nun den Ätherleib überwuchert und zu stark in die physische Organisation eingreift. Das tritt in dem stehen bleibenden Wachstum mit dem 13. Jahre zutage. Dabei ist die Patientin keineswegs zwerghaft, sondern sehr groß, was davon herrührt, dass die zwar geringen, aber vom Astralleibe ungehemmten Wachstumskräfte des Ätherleibes eine starke Volumenausdehnung des physischen Körpers bewirkten. Diese Kräfte konnten dann noch nicht regulär in die Funktionen des physischen Leibes eingreifen. Das zeigte sich in dem Auftreten des Gelenkrheumatismus und später in den Krampfzuständen. Durch die Schwäche des Ätherleibes tritt eine besonders starke Wirkung des Astralleibes auf den physischen Leib ein. Diese Wirkung ist eine abbauende. Sie wird in der normalen Lebensentwicklung durch die Aufbaukräfte im Schlafe, wenn der Astralleib von dem physischen und Ätherleib getrennt ist, ausgeglichen. Ist der Ätherleib zu schwach, wie im Falle unserer Patientin, so tritt ein Überschuss des Abbaues ein, was sich bei ihr darin zeigte, dass die Zähne schon im 12. Jahre die erste Plombe notwendig machten. Wird der Ätherleib noch besonders in Anspruch genommen, wie in der Schwangerschaft, so tritt jedes mal eine Verschlechterung der Zähne ein. Die Schwäche des Ätherleibes in Bezug auf seine Verbindung mit dem Astralleibe zeigt sich noch besonders in der Häufigkeit der Träume und im gesunden Schlaf, der bei der Patientin vorhanden ist, trotz aller Unregelmäßigkeit. Die Schwäche des Ätherleibes zeigt sich auch darinnen, dass im physischen Körper durch den Ätherleib nicht bewältigte Fremdprozesse sich abspielen, die im Urin als Eiweiß, vereinzelte hyaline Zylinder und Salze sich zeigen. – Merkwürdig ist die Verwandtschaft dieser Krankheitsprozesse mit denen der Schwester der Mutter. Der Befund in Bezug auf die Zusammensetzung der Teile der menschlichen Wesenheit ist fast ganz derselbe. Schwach wirkender Ätherleib, daher Überwiegen des Astralleibes. Nur ist der Astralleib selbst schwächer als bei der Schwester. Es kommt daher ebenso wie bei dieser zum frühen Eintritt der Menses, aber es treten bei ihr statt der Entzündungen bloße Schmerzen auf, die von einer Irritierung der Organe, z. B. der Gelenke herrühren. In den Gelenken muss der Ätherleib besonders tätig sein, wenn die Vitalität normal vor sich gehen soll. Ist die Tätigkeit des Ätherleibes schwach, so wird die Tätigkeit des physischen Leibes überwiegend, was sich hier in Schwellungen und in chronischer Arthritis zeigt. Auf die Schwäche des Astralleibes, der zu wenig auf das subjektive Empfinden wirkt, weist die Vorliebe zu süßen Speisen hin, welche das Empfinden des Astralleibes erhöhen. Ist der schwache Astralleib durch das Tagesleben noch dazu abgenutzt, so treten, wenn das Schwachsein erhalten bleibt, die Schmerzen bedeutender auf. Patientin klagt über die Zunahme der Schmerzen abends. – Der Zusammenhang der Krankheitszustände der drei Patienten weist in der Aszendenz auf die den beiden Schwestern vorangegangene Generation hin, insbesondere auf die Großmutter des Kindes. Bei dieser muss die Ursache gesucht werden. Das gestörte Gleichgewicht zwischen Astral- und Ätherleib bei allen drei Patienten kann nur in einem ebensolchen bei der Großmutter des Kindes begründet sein. Diese Unregelmäßigkeit muss in der mangelhaften Ausbildung der embryonalen Ernährungsorgane, insbesondere der Allantois durch Astral- und Ätherleib der Großmutter bedingt sein. Diese mangelhafte Ausbildung der Allantois muss bei allen drei Patienten gesucht werden. Bei uns wurde sie zunächst auf rein geisteswissenschaftliche Art festgestellt. Die physische Allantois metamorphosiert sich, ins Geistige hinübergehend, in der Tüchtigkeit der Kräfte des Astralleibes. Eine degenerierte Allantois erzeugt eine verminderte Tüchtigkeit des Astralleibes, die sich insbesondere in allen motorischen Organen äußert. Alles dieses ist bei den drei Patienten der Fall. Man kann wirklich aus der Beschaffenheit des Astralleibes diejenige der Allantois erkennen. Man wird daraus ersehen, dass unser Hinweis auf die Aszendenz nicht einer gewagten Phantasie-Schlussfolgerung, sondern einer wirklichen geisteswissenschaftlichen Beobachtung entstammt.

Wen diese Wahrheit irritiert, dem möchten wir sagen, dass unsere Ausführungen durchaus nicht dem Triebe zum Paradoxen, sondern dem Verlangen, die nun einmal vorhandene Erkenntnis niemandem vorzuenthalten, entsprungen sind. Die mystischen Begriffe der Vererbung werden ja stets dunkel bleiben, wenn man sich scheut, die Metamorphose vom Physischen zum Geistigen und umgekehrt in der Folge der Generationen anzuerkennen.

Therapeutisch kann eine solche Einsicht ja nur dazu führen, eine Ansicht zu bekommen, an welchem Punkte man mit dem Heilungsprozess anzusetzen hat. Würde man nicht in einer solchen Art an das Hereditäre verwiesen worden sein, sondern einfach die Unregelmäßigkeit im Zusammenhange zwischen Ätherleib und Astralleib bemerkt haben, so hätte man Heilmittel angewendet, welche auf diese beiden Teile des Menschen wirken. Diese würden aber in unserem Falle unwirksam geblieben sein, weil die Schädigung, die durch Generationen hindurch geht, zu tief liegt, um in diesen Gliedern der menschlichen Organisation selbst ausgeglichen zu werden. Man muss in einem solchen Falle auf die Ich-Organisation wirken und in dieser alles zur Auswirkung bringen, was auf die Harmonisierung und Stärkung von Äther- und Astralleib Bezug hat. Man kann das erreichen, wenn man in gewissermaßen verstärkten Sinnesreizen (Sinnesreize wirken auf die Ich-Organisation) der Ich-Organisation beikommt. – Bei dem Kinde wurde dies auf folgende Art versucht: es wurde eine Bandage der rechten Hand mit einer 5-prozentigen Pyritsalbe und gleichzeitig Einreiben der linken Kopfhälfte mit Kaiserschwammsalbe angewendet. Der Pyrit, eine Verbindung von Eisen und Schwefel, wirkt äußerlich angewendet so, dass er die Ich-Organisation anregt, den Astralleib lebhafter zu machen und seine Affinität zum Ätherleib zu vergrößern. Die Kaiserschwammsubstanz mit ihrem besondern Inhalte an organisiertem Stickstoff wirkt so, dass eine Wirkung vom Kopfe ausgeht, die durch die Ich-Organisation den Ätherleib lebhafter macht und dessen Affinität zum Astralleibe erhöht. Der Heilungsprozess wurde unterstützt durch Heileurythmie, die die Ich-Organisation als solche in rege Tätigkeit versetzt. Dadurch wird, was äußerlich angewendet wird, in die Tiefen der Organisation geleitet. Der damit eingeleitete Heilungsprozess wurde dann noch verstärkt durch Mittel, welche Astral- und Ätherleib besonders empfindlich machen sollten für die Wirkung der Ich-Organisation. In rhythmischer Tagesfolge wurden dazu angewendet Bäder mit einer Auskochung von Solidago, Rückenabreibungen mit Auskochung von Stellaria media und innerlich Tee von Weidenrinde (besonders auf die Empfänglichkeit des Astralleibes wirkend) und Stannum 0,001 (besonders den Ätherleib empfänglich machend). Wir gaben auch noch Mohnsaft in schwacher Dosierung, um die geschädigte Eigenorganisation gegenüber den Heilwirkungen zurücktreten zu lassen.

Bei der Mutter wurde mehr die letzte Therapie angewendet, weil, als in einer Generation höherstehend, die Vererbungskräfte ja weniger gewirkt haben. Das Gleiche gilt für die Schwester der Mutter. – Wir konnten noch, als das Kind in der Klinik war, konstatieren, dass es sich leichter dirigieren ließ und zu einer besseren seelischen Verfassung kam. Es wurde z. B. gehorsamer; und die Bewegungen, die es sonst sehr ungeschickt machte, bewirkte es geschickter. Nachträglich wurde uns von der Tante berichtet, dass mit dem Kinde eine große Veränderung vorgegangen wäre. Es ist ruhiger geworden, das Übermaß unwillkürlicher Bewegungen hat abgenommen; es ist so geschickt geworden, dass es allein spielen kann; und in seelischer Beziehung ist der frühere Eigensinn verschwunden.

Kranken- und Therapiegeschichte

a) Das Kind

Kerstin T. stammte aus Schweden und war im Juni 1922 (für mehrere Wochen) sowie in der Zeit vom 12.Oktober bis 15. November 1923 stationär im Arlesheimer Klinisch-therapeutischen Institut.

Den Aufnahmebogen für die stationäre Ersthospitalisation des Kindes im Juni 1922 füllte Hilma Walter aus, die eine umfangreichere Entwicklungsanamnese erhob – und schrieb: „Im Alter von 6 Wochen begann das Kind, Tag u. Nacht zu schreien u. wurde deshalb in ein Hospital verbracht; war dort sehr elend, schrie weiter sehr viel u. erbrach nach jeder Mahlzeit (Pylorospasmus?), wurde damals teilweise künstlich, teilweise von einer Amme ernährt. – Mit 8 Monaten wurde die Kleine aus dem Hospital entlassen (angeblich gesund) u. am 1. Tage nach der Entlassung bemerkte die Mutter zum erstenmal einen wenige Minuten andauernden Krampf. – In den nächsten 3 Monaten dann täglich 2 solche ganz kurz andauernden Krämpfe, wobei das Kind ganz steif wurde u. die Augen verdrehte; dabei wurde in der Zwischenzeit zum erstenmal ein Schielen des r. Auges bemerkt. Während dieser 3 Monaten auch täglich einmal Erbrechen. Vor diesen Anfällen weinte das Kind meist u. war ängstlich. Nach Ablauf dieser 3 Monate keine besonders auffälligen Erscheinungen. – Mit 2 ½ Jahren wieder ein einzelner Anfall; das Kind war damals angeblich 5 Stunden lang steif u. wie tot. Vor d. Anfall war das Kind nur etwas müde, hatte eine reichliche Stuhlentleerung, schlief ein u. schrie dann plötzlich auf. Es wurden während des Anfalls auf Verordnung des Arztes 25 Ganzpackungen gemacht. Nach Ablauf des Anfalls war das Kind noch sehr müde, fing aber wieder an wie gewöhnlich zu sprechen. – Dezember 1921 ohne bekannte äußere Ursache eine Art epileptischer Anfall von ½ Stunden Dauer. Das Kind bekam damals angeblich plötzlich innerhalb 15 Minuten hohes Fieber, wurde bewusstlos, bekam Krämpfe, schlug um sich, hatte Schaum vor d. Munde u. die r. Seite zuckte mehr als die linke. Am nächsten Tag war das Kind wieder so munter, dass es mit den Eltern eine größere Reise machen konnte." Über die Entwicklung von Kerstin T. schrieb Hilma Walter: „Das Kind kam als ein Zwillingskind 6 Wochen zu früh zur Welt. Die Geburt verlief normal, doch war das 2. Kind tot u. offenbar schon einige Tage vor der Geburt abgestorben. – Bis zu etwa 6. Monate geringe Wachstumsgeschwindigkeit; dann gut u. gleichmäßig. 1. Zähne mit etwa 8 Monaten; Zähne gut entwickelt. Mit etwa 15 Monaten erst einige Worte sprechen gelernt. Mit 2 ½ J. erste Gehversuche; mit 3 ½ J. allein gehen gelernt." Zur Familienanamnese notierte Hilma Walter: „Mutter vor d. Heirat schwere Nierenkrankheit; jetzt angeblich keine Störung von Seiten d. Niere; Mutter hatte Wochenbettfieber bei d. Geburt. Vater sehr stark [beleibt], etwas Lungenemphysem; eine Schwester von 9 Jahren etwas skrofulös?; ein Bruder von 7 Jahren, etwas blass u. mager." Im Hinblick auf die vegetativen Funktionen anamnestizierte Hilma Walter einen sehr guten Appetit des Kindes mit Vorliebe für Äpfel und Bananen, physiologische Harnentleerung (kein Bettnässen), physiologischen Stuhlgang (jedoch Madenwürmer), sehr guten Schlaf. Bezüglich des allgemeinen körperlichen Befundes notierte Walter eine kräftige Konstitution des ein Meter großen und ca. 17 kg schweren Kindes von hellblonder Haarfarbe, kräftigem Muskelbau, gutem Fettpolster und frischer Hautfarbe. Sie beschrieb die Art der Bewegung als „flink", betonte die große Geschicklichkeit der linken Hand sowie die normale Entwicklung von Gehör- und Geruchssinn. Unter der Rubrik „Willensfunktionen" notierte sie „starker Eigenwille" und beschrieb die Stimmung als „sehr heiter", mit dem Zusatz: „vielleicht etwas jähzornig". – Über ihren Eindruck in der Gesprächs- und Untersuchungssituation hielt Hilma Walter des weiteren fest: „Zur Zeit ist das Kind sehr munter u. lebhaft, interessiert sich für alles; ist sehr flink in seiner Bewegung u. hat viel Kraft im lk. Arm u. Bein. Auch den r. Arm versucht es zu gebrauchen. Das Schielen der Augen ist angeblich am Morgen nicht vorhanden u. kann auch von dem Kind willkürlich tagsüber aufgehoben werden." Schließlich vermerkte Hilma Walter noch die Extremitäten-Maße des Kindes: „Beine: Länge rechts 50,5 51cm; lks 52cm; re. Wade um 1cm dünner als lks.; Arme: rechter Unterarm: 14cm lang; linker Unterarm: ca. 15cm lang; rechts deutlicher Plattfuss."

Auch aus der Feder Margarete Bockholts gibt es anamnestische Aufzeichungen über Kerstin T. vom Juni 1922 auf einer Ambulanzkarte. Möglicherweise sah Margarete Bockholt Kerstin T. und ihre Familie zuerst, ehe Hilma Walter den stationären Aufnahmeborgen ausfüllte und eine erweiterte Anamnese und Untersuchung des Kindes durchführte. Bei Bockholt hieß es knapp und mit lediglich einer inhaltlichen Ergänzung am Ende: „Das Kind erkrankte mit 6 Wochen, schrie viel, es wurde die Diagnose gestellt: Pylorospasmus. Es wurde teils von einer Amme, teils künstlich ernährt. Mit 8 Monaten entlassen, zu Hause am 1. Tag einen Krampfanfall. In den nächsten 2 Monaten täglich 2 solche kurz andauernden Krämpfe, wobei das Kind ganz steif wurde, die Augen verdrehte. In der Zwischenzeit Schielen des r. Auges und Erbrechen. Vor dem Anfall Ängstlichkeit und Weinen. Mit 2 ½ Jahren wieder 1 Anfall. 5 Stunden lang steif und wie tot. Dez. 21 Anfall von ½ Stunde Dauer mit Fieber. – Es ist ein Zwillingskind, Geburt 6 Wochen zu früh. Das andere Kind war tot, vor der Geburt abgestorben. Nach den Konvulsionen bemerkten die Eltern eine Lähmung am r. Arm u. r. Bein. Mit 2 ½ Jahren erster Gehversuch, d.h. es stand mit dem lk. Bein fest, das r. Bein wurde nachgezogen. Auch der r. Arm war gelähmt und sie kann auch jetzt nur geringe Greifversuche damit machen. Es wurde in Dornach (?) die beiliegende Kur gemacht [Dokument nicht erhalten].“

Die stationäre Kurve der ersten Behandlung von Kerstin T. in Arlesheim liegt nicht mehr vor. Auf dem von Hilma Walter ausgefüllten Aufnahmebogen wurde über den Verlauf der Behandlung jedoch zum Entlassungszeitpunkt oder kurz danach notiert: „28.6.1922 Nach einer mehrwöchigen Kur konnte man eine schöne Verbesserung beobachten. Das Bein wird nicht nachgeschleppt, das kranke Bein ist stärker geworden und auch mit dem Arm werden mehrere Bewegungen gemacht. Im Verlauf der Kur verlor das Kind eine Menger toter Ascariden.“ Über die durchgeführte Therapie wurde vermerkt: „[jeweils] 3 Tage Bad mit Auskochung von Solidago. 4. Tag: Rückeneinreibung mit ausgekochter Stellaria media, Tee von Weidenrinde, jeden 3. Tag Stannum D3.“

Die Aufnahmeunterlagen der zweiten stationären Behandlung von Kerstin T. in Arlesheim fehlen, wogegen sich in diesem Fall die Krankenkurve erhielt. Dieser zufolge wurde das Kind bereits am Tag nach seiner Aufnahme Rudolf Steiner vorgestellt (13.10.1923); auf Steiners Empfehlung wurde eine innerliche Behandlung mit Weidenrinde (15 Tr. tgl.) und Stannum (3mal wöchentlich) begonnen, die bereits im Vorjahr durchgeführten Bäder mit Solidago und die Rückeneinreibung mit Stellaria media wiederaufgenommen und zusätzlich eine Salbenbandage der rechten Hand mit Pyrit sowie die Aufnahme einer heileurythmischen Behandlung (mit S M A / L M I / T M A) angeordnet (nach Margarete Bockholts Notizen begann zusätzlich zur Hand-Bandage mit Pyrit auch das „Einreiben der linken Kopfhälfte mit Kaiserschwammsalbe“, das in der Krankenkurve jedoch nicht vermerkt wurde). Diese Therapien wurden während des gesamten Aufenthaltes, d.h. bis zum 15.11.1923 fortgeführt. Den Pflegeaufzeichnungen zufolge sah Rudolf Steiner das Kind zumindest am 10. November noch einmal („bei Herrn Dr. Steiner“; Pflegeaufzeichnungen); nach Margarete Bockholt empfahl Rudolf Steiner zu diesem Zeitpunkt (wenige Tage vor Entlassung des Kindes) die zusätzliche Gabe von Mohnsaft („10. Nov. 23. Mohnsaft D10, innerliche Kur sonst wie bisher.“)

Über das Verhalten und die Entwicklung von Kerstin T. während des vierwöchigen stationären Aufenthaltes in Arlesheim hieß es in den Pflegenotizen unter anderem: „15.10. Schläft gut. Ist tagsüber immer sehr lebhaft, unruhig. Zieml. schwer, ihr [sie] dazu zu kriegen, d. Eur.ie [Eurythmie] z. machen. Oft morgens imbecil lachend, schielend, m.d. Kopf schüttelnd, verworrene Sachen sprechend. […] 24.10. Ist entschieden ruhiger als wenn kam [als zum Zeitpunkt der stationären Aufnahme]. Macht nicht so oft das Schütteln m.d. Kopf etc. Macht die Eur.ie [Eurythmie] erstaunend [erstaunlich] gut, bekommt allmählich etw. Gefühl f. die Laute. Ist vormittags concentierter als nachmittags. Apetit gut. [...] 3.11. Ist schon im großen Ganzen ruhiger, doch oft unruhig u. unartig besonders gegen die Angehörigen. Spielt gern dass sie eine andere Person ist, z.B. ihre Mutter, Frl. Krebs etc. Hat ein erstaunliches Gedächtnis für Namen u. Sachen. [...] 10.11. Sehr zappelig, unartig, war die letzten Tage auch etwas blass. [...] 14.11. Sehr zappelig, starrköpfig; unconcentiert in die Eur.ie [Eurythmie]. 15.11. Nach Hause. Scheint sehr gewachsen zu sein in d. 4 Wochen. Hand u. Arm kann man leicht drehen."

Margarete Bockholt notierte ihrerseits am 15. November 1923: „Abreise. Das Kind ist wesentlich leichter zu dirigieren, ist lieber und gehorsamer geworden. Die Eurythmie macht sie sehr geschickt." In einem weiteren Eintrag in die Ambulanzkarte vermerkte Margarete Bockholt vier Wochen später: „19. Dez. Die Tante berichtet, dass eine große Änderung mit dem Kind vorgegangen sei, sie sei viel weniger zappelig und aufgeregt, spiele für sich allein und habe nicht mehr einen so starken Eigensinn."

b) Die Mutter

Die Mutter von Kerstin T., Frau Hildur T., wurde in den gleichen Zeiträumen wie ihre Tochter stationär behandelt; auch für Frau Hildur T. sind lediglich die Aufnahmeunterlagen für die erste stationäre Therapie (mit summarischem Eintrag über deren Verlauf) und die Kurve der zweiten stationären Behandlung erhalten. Zusätzlich notierte Hilma Walter Rudolf Steiners Ausführungen über Frau Hildur T. im Verlauf der letzten Konsultation und Therapiebesprechung, die sehr wahrscheinlich am 13. Oktober 1923 stattfand.

Im Aufnahmebogen für die erste stationäre Therapie im Juni 1922 schrieb Hilma Walter in der Rubrik „Gegenwärtige Erkrankung" über die 37jährige Patientin und ihre Krankheitsvorgeschichte: „Mit 16 J. wurde leichte Nierenkrankheit festgestellt, die auf die Scharlacherkrankung [im Kindesalter, s.u.] zurückgeführt wurde. Seit Kindheit starke Migräne, die sich allmählich besserte; jetzt nur noch allmonatlich leichter Anfall. Mit 9-10 Jahren Muskelrheumatismus u. 2mal krampfartige Zustände in den Bauch- und Beinmuskeln; mit 19 J. starke rheumatische Schmerzen in d. lk. Gesichtshälfte. Mit 25 J. Obstipation u. Krampf des Sphinkter ani, der gedehnt werden musste. Mit 25 Jahren schwere Nierenerkrankung; hatte davon Beschwerden bis 1917 (Blasenentzündung). – Mit 20 Jahren nach einem Schlag wallnußgroße Geschwulst in d. lk. Brust, welche wegen Krebsverdacht operativ entfernt wurde. – Nach der Nierenerkrankung war Pat. längere Zeit geistig etwas weniger regsam, vergesslich u. viel müde; doch diese Beschwerden haben sich allmählich verloren. – Jetzt klagt Pat. viel über gelblich grünen Fluor; auch viel grünlich gelben Schleim in d. Nase u. Rachen. Außerdem etwas Rheumatis in d. lk. Schulter (trägt viel das 4jährige Kind). Seit Herbst öfter etwas Neuralgie in d. lk. Gesichtshälfte. Madenwürmer." Über die Kindheits- und Jugendentwicklung der Patientin vermerkte Hilma Walter, Frau T. habe etwas spät gehen, aber normal sprechen gelernt, und zahlreiche Krankheiten durchgemacht („Rachitis; mit 3 Monaten Nesselfieber; mit 7 Jahren schwerer Scharlach, außerdem Diphtherie, Varicellen, Masern, Keuchhusten. Mit 10 J. Gelenkrheumatismus"); in die Zeile „Wachstumsgeschwindigkeit" trug sie ein: „Mit 13 J. schon so groß wie jetzt. Mit 12 J. schon die ersten Plomben. Nach jeder Geburt Verschlechterung d. Zähne." Über die Entbindungen und die Kinder der Patientin, die 1911, mit 26 Jahren geheiratet hatte, schrieb Walter: „1912 1. Geburt; normal; Kind lebt; etwas skrofulös angeblich. – 1914 2. Geburt; normal; Kind lebt; leidet an Obstipation, ist blass u. mager; 1918 3. Geburt; Zwillinge (sechs Wochen zu früh); davon eines tot geboren. Das andere [Kerstin T.] lebt u. hat seit dem 1. Lebensjahr eine leichte Parese im r. Arm u. Bein; schielt auch etwas." – Zum „Allgemeinen Befund" der Patientin trug Hilma Walter in den Aufnahmebogen ein, dass Frau T. von kräftiger Konstitution und guter Proportion sei, ca. 179cm groß und ca. 68kg schwer, mit sehr kräftigem Muskelbau, blonder Haar- und frischer Hautfarbe, mit „roten Wangen". Die Patientin bewege sich rasch, habe eine sehr gute Perzeption und Intelligenz, einen sehr starken Willen und sehr geschickte Hände. Weiter vermerkte Walter eine unpathologische vegetative Anamnese, allerdings mit Krampfempfindungen bei der Stuhlentleerung und ein „Wurmgefühl am After". Sie erhob einen Urinstatus (mit mäßigem Eiweißnachweis sowie vereinzelt hyalinen Zylindern und Salzen im Sediment) und bestimmte den Blutdruck mit 110 mmH.

Über die stationäre Therapie im Juni 1922 wurde in den Aufnahmebogen eingetragen: „Therapie: Auskochung u. Bd. [Bad] von Solidago Virga aurea. Rückeneinreibung mit Stellar. med.; tgl. Salbeitee, Nierenmittel." Hilma Walter schrieb zu einem späteren Zeitpunkt verdeutlichend hinzu: „1) 3 Tage Bad mit Auskochung von Virga aurea 2) 4. Tag Rückenabreibung mit Auskochung v. Stella media 3) Täglich Salbeiblättertee." Damit hatte Frau T. bereits während der ersten stationären Behandlungszeit dieselben Bäder und Einreibungen wie ihre Tochter bekommen. – Über den Therapieverlauf hieß es in der – ebenfalls nicht von Hilma Walter stammenden – Eintragung: „Seit den Bädern allgemeines Befinden sehr gut, Müdigkeit verschwunden, sehr frisch. Abgang von viel[en] lebendigen Ascariden. 28.6.1922."

Rudolf Steiner sah Frau T. bereits am Tag nach der zweiten stationären Aufnahme, d.h. am 13. Oktober 1923 („Vorm. b. Dr. Steiner." Pflegenotiz). Er empfahl, die im Juni 1922 durchgeführten Bäder und Abreibungen wiederum aufzunehmen, nicht dagegen die innerliche Gabe von Salbei – und riet stattdessen zur Gabe von Pflanzennektar, der daraufhin unmittelbar angeordnet wurde. Nach einer vorausgehender (und sehr wahrscheinlich von Hilma Walter stammenden) Schilderung der Beschwerdesymptomatik der Patientin sagte Rudolf Steiner:

> Diese Störung hängt zusammen mit einer Schrumpfung der Allantois. Und nun, nicht wahr, könnte man hoffen, dass man außer dieser Kur, die darauf berechnet wäre, das bekämpfen könnte, was man ihr noch geben könnte, eingefügt in diese Kur … Lassen wir den Tee von Salbei weg und geben ihr statt dessen eine Lösung von dem, was man auf Pflanzen-Nektarien gewinnen kann. Wir müssen zu dem Alleräußersten gehen, wie gerade noch die Nektarien. Diesen Saft muss man so versuchen, so stark man ihn kriegen kann: Man muss eventuell einen Tropfen auflösen in einem halben Glas Wasser, und dass sie das jeden Tag trinkt. Da könnte man also hoffen, dass man dem gerade beikommt, weil das ein peripherisches Leiden ist, was sich vom Menschen ganz absondert. Ihre Ermüdungserscheinungen kommen, wie wenn einer ermüdet, auch wie wenn einer von außen geprügelt wird. – Es liegt ganz in dem weiblichen Gebärorgan und es neigt zu dem, was bei Kindern Allantoisverkümmerung bewirkt… und diese Ermüdungserscheinungen Darmgase, dumpfer Kopf … [unvollständige Mitschrift]
> [Zu der Patientin:] Haben Sie auch etwas, wie wenn innerlich Dünste aufsteigen? – Ja. –
> Das alles, nicht wahr – es werden durch diese Tendenzen im Uterus die Darmgase zu wenig verarbeitet, sie gehen überall hindurch und das müsste man mit dem, was an der Pflanze ganz peripherisch ist, nicht gerade Viscum, bekämpfen.

Zusätzlich zu den äußeren Anwendungen und der innerlichen Nektarien-Gabe wurde Frau T. – wie ihre Tochter – täglich heileurythmisch behandelt, bekam wiederholt Klistiere und einen abführenden Tee, ab dem 31.10. auch tägliche Vaginalspülungen mit Holzessig. Ein interkurrent aufgetretener grippaler Infekt wurde mit Infludo, Eucalyptus-Inhalationen, Zinnober sowie Salbeitee zum Gurgeln behandelt. Der Urinbefund normalisierte sich während der stationären Therapie. – Den Pflegeaufzeichnungen zufolge verbesserte sich das Allgemeinbefinden von Frau T. deutlich und zahlreiche der von ihr beklagten Symptome (wie Aufstoßen, Druck auf die untere Cardia, Obstipation und Müdigkeit) waren rückläufig, weniger dagegen der Fluor albus.

c) Die Tante

Die Tante von Kerstin T., Anne Å., stellte sich bereits im Dezember 1921 erstmals in Arlesheim vor, sechs Monate nach der Klinikeröffnung und bei Ita Wegman persönlich. Wegman notierte am 8.12.1921 auf einer Ambulanzkarte: „Klagt über Herzbeschwerden, Schmerzen auf dem Herzen und Atemnot, bes. im Steigen. Schlaf ein wenig unruhig. Verdauung langsam mit vielen Gasen; war vor 7 Jahren krank (Darmerschlaffung), allmählich wieder besser, lebt jetzt sehr hygienisch. Varizenbildung." Ita Wegman verordnete Frau Å. Aurum, Kupfersalbe und Cardiodoron (tgl. 3mal 5 Tr.). Sie notierte auf derselben Ambulanzkarte noch eine Zweitvorstellung der Patientin, die wahrscheinlich am 11.5.1922 erfolgte, ebenfalls mit knappem Eintrag: „Herzklopfen bei Toneurythmie. Bekommt von Dr. St. Bäder mit Extr virga aurea, Einreibungen mit Stellaria media; Salbeitee." Auch in der Therapiespalte der Karte notierte Ita Wegman diese Empfehlung Rudolf Steiners, und vermerkte dort, dass es sich bei den Einreibungen mit Stellaria media um Rückeneinreibungen handele. Sofern diese Eintragung Ita Wegmans tatsächlich vom 11.5.1922 stammt, bekam die Tante von Kerstin T. als erste die spezifischen, später auch von Kerstin T. und ihrer Mutter erhaltenen Anwendungen von Rudolf Steiner empfohlen.

Ausführliche, jedoch undatierte[31] Anamneseaufzeichnungen über Anna Å. stammen dann von Hilma Walter; ihren handschriftlichen Bogen ließ Hilma Walter zu einem späteren Zeitpunkt (nach Veröffentlichung der Schrift von R. Steiner/I. Wegman) in neuer Ordnung und mit handschriftlichen Ergänzungen abtippen. Manches spricht dafür, dass auch dieser Bogen – wie derjenige für Kerstin T. und Hildur T. – vom Juni 1922 stammt. Im Unterschied zu ihrer Nichte und ihrer Schwester aber wurde Anna Å. im Frühsommer 1922 lediglich ambulant behandelt – wohingegen sie in der Zeit vom Oktober/November 1923 gemeinsam mit Kerstin und Hildur T. stationär im Klinisch-therapeutischen Institut aufgenommen wurde. Möglicherweise war dies Hilma Walter in späteren Jahren, als sie ihren ursprünglichen Anamnesebogen abtippen ließ, nicht mehr ganz klar. Ihren ursprünglichen Satz mit der alleinig ambulanten Behandlung der Patientin übernahm Hilma Walter nicht in das abgetippte Exemplar und ließ am Ende ihrer Anamnese- und Untersuchungsaufzeichnungen vielmehr eine Bilanz der vierwöchigen stationären Behandlung von Anna Å. im Oktober/November 1923 folgen. Die von Walter ange-

[31] Der Anamnese- und Unersuchungsbogen Hilma Walters wurde erst nachträglich (und mit einem anderen Stift) mit der Jahreszahl „1923" versehen. Zur Datierung dieses Bogens s. den weiteren Text.

gebene Therapie Rudolf Steiners, die sich auf dem handschriftlichen Bogen und in der getippten Abschrift befindet, war jedoch nur sehr bedingt diejenige vom Spätherbst 1923 und entsprach vielmehr dem Stand von Frühjahr bzw. Frühsommer 1922 (s.o. und unten).

Über die Beschwerdesymptomatik der 35jährigen Patientin Anna Å., einer ausgebildeten Masseuse aus Schweden, schrieb Walter in der sprachlich korrigierten und thematisch neugeordneten Fassung ihres Berichtes – und unter Bezugnahme auf die Vorbehandlung durch Ita Wegman: „Müdigkeit in den Beinen; Krampfadern, zeitweise Herzklopfen, das auf eine Kur mit Cardiodoron verschwunden ist. Die Müdigkeit der Beine ist auf Behandlung mit Aurum und Kupfersalbe schon etwas gebessert. Die Verdauung ist träge, mit vielen Gasen." Zur erweiterten Krankheitsvorgeschichte und Familienanamnese von Anna Å. hieß es in Walters Bericht: „Vater an Herz- und Nierenleiden gestorben. Die Mutter hatte sehr schwache Nerven und ist gestorben; auch die Großmutter mütterlicherseits war sehr nervös. Eine Tante und die Großeltern väterlicherseits sind an Krebs gestorben. Von 3 Geschwistern ist Frau T. nierenleidend. – Normale Entwickelung [im Kindesalter], gleichmäßiges Wachstum. Mit anderthalb Jahren 2 mal Diphtherie; Masern; mit 5 Jahren Scharlach, hatte während der Schulzeit sehr leicht Fieber und war sehr nervös; einmal auch Fieber mit schmerzhaften Bläschen im Mund und Rachen, hatte oft Ekel beim Essen, besonders gegen Fleischnahrung. Mit 12 Jahren rheumatisches Fieber mit Schmerzen in der linken Brust und in den Knien. Zwischen 11-13 Jahren nachts sehr häufig Neigung zu Übelkeit, die nur durch absolutes Ruhighalten vermieden werden könnte. Reife mit 14 Jahren, Blutungen immer regelmäßig, mittelstark ohne Beschwerden. – Mit 20 Jahren bei einer Typhusepidemie 5-6 Monate lang gastrisches Fieber. Vom 26. – 30. Jahre sehr leidend: hatte während dieser Zeit jede Nacht sehr heftiges Brennen an den äußeren Genitalien und am After; musste fast die ganze Nacht mit den Händen reiben, konnte infolgedessen nie schlafen und hatte oftmals das Gefühl, als ob sie den Verstand verlieren würde. – Mit 29 Jahren wurden die Beschwerden dadurch gebessert, dass Patientin in der Nacht Lehmumschläge machte; so konnte sie etwa 2-3 Jahre wieder leidlich schlafen. – Wegen Rückfall konsultierte Pat. mit etwas 31/32 Jahren eine bekannte Laienpraktikerin mit atavistischem Hellsehen. Diese verordnete ihr des Nachts Aufschläge mit Urindurchtränktem (Urin der Pat.) und mit Kreide bestrichenem Bast. Daraufhin nach wenigen Tagen Heilung. Seitdem nur selten Spuren ähnlicher Beschwerden, die dann meist nach Genuss von Äpfeln, Zitronen und Apfelsinen auftreten. – Während der Irritationen hatte Pat. angeblich in der Umgebung der Urethra und Scheidenmündung zahlreiche, warzenartige Gebilde, die auf Druck eine dunkle, blutige Flüssigkeit entleerten. Dieses brennende Gefühl war auch innerlich in den Gedärmen zu fühlen; der Stuhl war dabei immer steinhart und es bestand gehäufter Urindrang in der Nacht." – Über den aktuellen körperlichen Befund schrieb Hilma Walter: „Mittelgroß, schlank, Gewicht ca. 64 Kilo, hellblond, Gesichtsfarbe wechselnd, errötet leicht. Kräftige Armmuskeln (Masseuse), geringes Fettpolster. Hastig in der Bewegung, schnell im Auffassen, willensstark, heiterer Stimmung (als Kind melancholisch), geschickt mit den Händen (ist Eurythmistin), Augen, Gehör, Geruchsinn sind gut." Im Hinblick auf die vegetative Situation der Patientin fügte Hilma Walter hinzu: „Appetit seit dem 17 Jahre gut, mit Vorliebe für Nüsse und Obst. Schläft schwer ein, wacht öfter auf und ist morgens schnell munter, keine besonderen Träume." Schließlich ergänzte sie noch den erhobenen Urinbefund: „Spuren von Eiweiß. Zucker negativ."

Auf ihrem Anamnese- und Untersuchungsbogen beschrieb Hilma Walter die von Rudolf Steiner angegebene äußere Therapie der Patientin Anna Å. mit Solidago-Bädern und Stellaria media-Einreibungen sowie die innerliche Gabe von Salbei (in Form von Tee) – und vermerkte in der Rubrik „Verlauf": „Die Patientin wurde ambulant behandelt." Den obigen Überlegungen zufolge bezogen sich sowohl die Anamnese und Untersuchung Anna Å.s durch Hilma Walter als auch die genannte (ambulant durchgeführte) Therapie auf den Juni 1922.

Als Anna Å. dann ab dem 14.10.1923 – wie auch ihre Nichte und Schwester – stationär im Klinisch-therapeutischen Institut war, wurde in der Kurve nicht nur vom ersten Tag an die Wiederaufnahme der äußeren (Solidago- bzw. Stellaria-) und inneren (Salbei-)Behandlung vermerkt, sondern (sehr wahrscheinlich nach der Konsultation Rudolf Steiners) auch eine zusätzliche therapeutische Maßnahme: „Beine einwickeln m. Kupfersalbe u. Uranpechblende" (Kurveneintrag vom 15.10.1923). Auf der Rückseite von Hilma Walters ursprünglichem Anamnese- und Untersuchungsborgen skizzierte Rudolf Steiner mit einer Zeichnung, wie er die Anbringung der entsprechenden Umschläge wünschte (vgl. Abb. S.). – Eine weitere, zusätzliche Neuverordnung, die (wie auch die begonnene Heileurythmie-Behandlung) ebenfalls auf Rudolf Steiners Empfehlung zurückging, verzeichnete die Kurve dann eine Woche später (am 24.10.): „Ord[ination]: Präp 193", wobei in der Kurve von anderer Hand erläuternd hinzugefügt wurde: „Nusspräp.[arat]."- Hilma Walter zufolge sagte Rudolf Steiner bei der letzten ärztlichen Therapieberatung über Anna Å., die sehr wahrscheinlich am 18.10. stattfand:

> Bei der müssten wir die Kur fortführen mit Salben. Aber außerdem dies eigentlich noch extra behandeln jeden Tag mit einem Präparat, mit dem man

später vielleicht noch mehr machen kann: aus Cu D4, Spuren Silber, das kann ganz schwach sein und das müsste man verarbeiten mit Bindemittel, das man machen würde. – Es kommen dabei die kuriosesten (?) Dinge hervor, aber es wäre gut und es könnte überhaupt für Leute sein, die innerlich so stark an Stockung leiden (?) – dieses Cu-binden ... – in einer Bindung von Walnussschalen, die aufgelöst werden in 10 D-Kupfervitriol. Also dieses ist so: Wir geben Cu, das Cu vermehrt etwas die Kopfabsonderung, sie kriegt also die Möglichkeit, das Blut etwas zu vitalisieren; dann Spuren von Ag., dadurch bekommen wir die nötige Schleimabsonderung, die von der Lunge ausgeht. Nun muss das Ganze durch den Astralleib in Bewegung kommen, das erreichen wir durch Walnussschale, die äußere Schale der noch grünen Nuss. Wir haben fast ganz genau die Form, die der menschliche Astralleib hat um die beiden Lungenflügel. Nun treibt man das hinein und dann das Kupfervitriol macht auch nur, dass das Kupfer recht wirksam ist. Die anderen drei Sachen sind die Hauptsache. Es ist interessant, wie in manchen Pflanzenteilen einfach Teile des menschlichen Astralleibes darinnen sind. Und wählt man diese aus, so sind das die besten Heilmittel, die man kriegen kann.[32]
Eurythmie wird beiden Frauen, Frl. Å. und Frau T. nicht schaden, alle eurythmischen Übungen, die hauptsächlich mit den Beinen gemacht werden. Viel E wird Frl. Å gut machen.

*

Über die stationäre Therapie von Anna Å. schrieb Hilma Walter in ihrem Resumée: „Patientin war ziemlich schwierig in der Behandlung. Bald klagte sie über Schwitzen in der Nacht, bald über Verdauungsbeschwerden, aß am liebsten nichts am Abend. Wenn sie Clairotee nahm, bekam sie angeblich davon wieder Pruritus, vorübergehend auch Steifheit im Rücken und [war] manchmal sehr müde, insbesondere während der Periode, die 2mal innerhalb [von] 4 Wochen eingetreten war." In dieser Weise vermerkten auch die Pflegenotizen über die letzten Tage des stationären Aufenthalts: „7.11. Schläft fast immer zieml. schlecht; 10.11. Sehr müde, weil sehr schl. geschl.; 12.11. Sehr müde, weil schl. geschl. Schläft gewöhnl. nach d. Eur.ie [Eurythmie]. Etwas bedrückter Stimmung die letzten Tage. Menses; 13.11. Schl. geschl. Schläft schlecht während der Periode. Fühlt sich sehr müde während der Periode; 15.11. Nach Hause."

---

[32] Sehr wahrscheinlich fertigte Oskar Schmiedel das von Rudolf Steiner für Anna Å. gewünschte Heilmittel, das schließlich in der Arlesheimer Präparateliste die Nr. 193 bekam (Juglans regia), direkt im Nachgang der Besprechung an. In seinem Rezeptbuch notierte Schmiedel: „Haut von Walnuß 0,5; Cupr.Sulf. D10 5,0; einen Tag stehen lassen, abfiltirieren u. mit Cupr. met. D4 100,0 Trit. u. Argentum pr. D3 0,1 T. mischen."

Über den gesundheitlichen Fortgang von Kerstin T., ihrer Mutter und Tante ist nichts Näheres bekannt. Die Tante, Anna Å., korrespondierte 1924 weiter mit Margarete Bockholt, die sie in der Klinik heileurythmisch behandelt hatte – und schrieb am 4.7.1924 u.a.: „I am in much better health, thanks to the Heileu-ie chiefly.“ In ihrem Brief erwähnte Anna Å. auch, dass sie u.a. weiter Solidago virga aurea anwende. – Hilma Walter vermerkte sich in einem ihrer Notizbücher, dass Anna Å. im Mai 1969 starb, zwei Jahre nach ihrer Schwester Hildur T. – Eine Angabe über Kerstin T. fand sich nicht.

*

Archivdokumente

1 Hilma Walter: Aufnahmenbogen von Kerstin T., Juni 1922, S. 1.
2 Hilma Walter: Aufnahmenbogen von Kerstin T., Juni 1922, S. 2.
3 Hilma Walter: Aufnahmenbogen von Kerstin T., Juni 1922, S. 3.
4 Hilma Walter: Aufnahmenbogen von Kerstin T., Juni 1922, S. 4.
5 Margarete Bockholt: Ambulante Krankenakte von Kerstin T., Juni 1922, Vorderseite (mit späteren Ergänzungen von Hilma Walter)
6 Margarete Bockholt: Ambulante Krankenakte von Kerstin T., Juni 1922, Rückseite (mit späteren Ergänzungen von Hilma Walter)
7 Stationäre Krankenkurve von Kerstin T., 12.10.–14.11.1923
8 Bemerkungen der Pflege (Rückseite der Krankenkurve), 13.10.–15.11.1923
9 Hilma Walter: Aufnahmenbogen von Hildur T., Juni 1922, S. 1.
10 Hilma Walter: Aufnahmenbogen von Hildur T., Juni 1922, S. 2.
11 Hilma Walter: Aufnahmenbogen von Hildur T., Juni 1922, S. 3.
12 Stationäre Krankenkurve von Hildur T., 13.10.–14.11.1923
13 Ita Wegman: Ambulante Krankenakte von Anna Å., Dezember 1921/Mai 1922
14 Hilma Walter: Aufnahmenbogen von Anna Å., Juni 1922 (?), S. 1.
15 Hilma Walter: Aufnahmenbogen von Anna Å., Juni 1922 (?), S. 2.
16 Hilma Walter: Aufnahmenbogen von Anna Å., Juni 1922 (?), S. 3.
17 Hilma Walter: Korrigierte Abschrift des Aufnahmeborgens von Anna Å., Juni 1922 (?), S. 1.
18 Hilma Walter: Korrigierte Abschrift des Aufnahmeborgens von Anna Å., Juni 1922 (?), S. 2.
19 Rudolf Steiner: Ärzteberatung, ca. 18.10.1923
20 Rudolf Steiner: Skizze einer äußeren Anwendung für Anna Å.,ca. 15.10.1923
21 Stationäre Krankenkurve von Anna Å., 13.10.-15.11.1923.

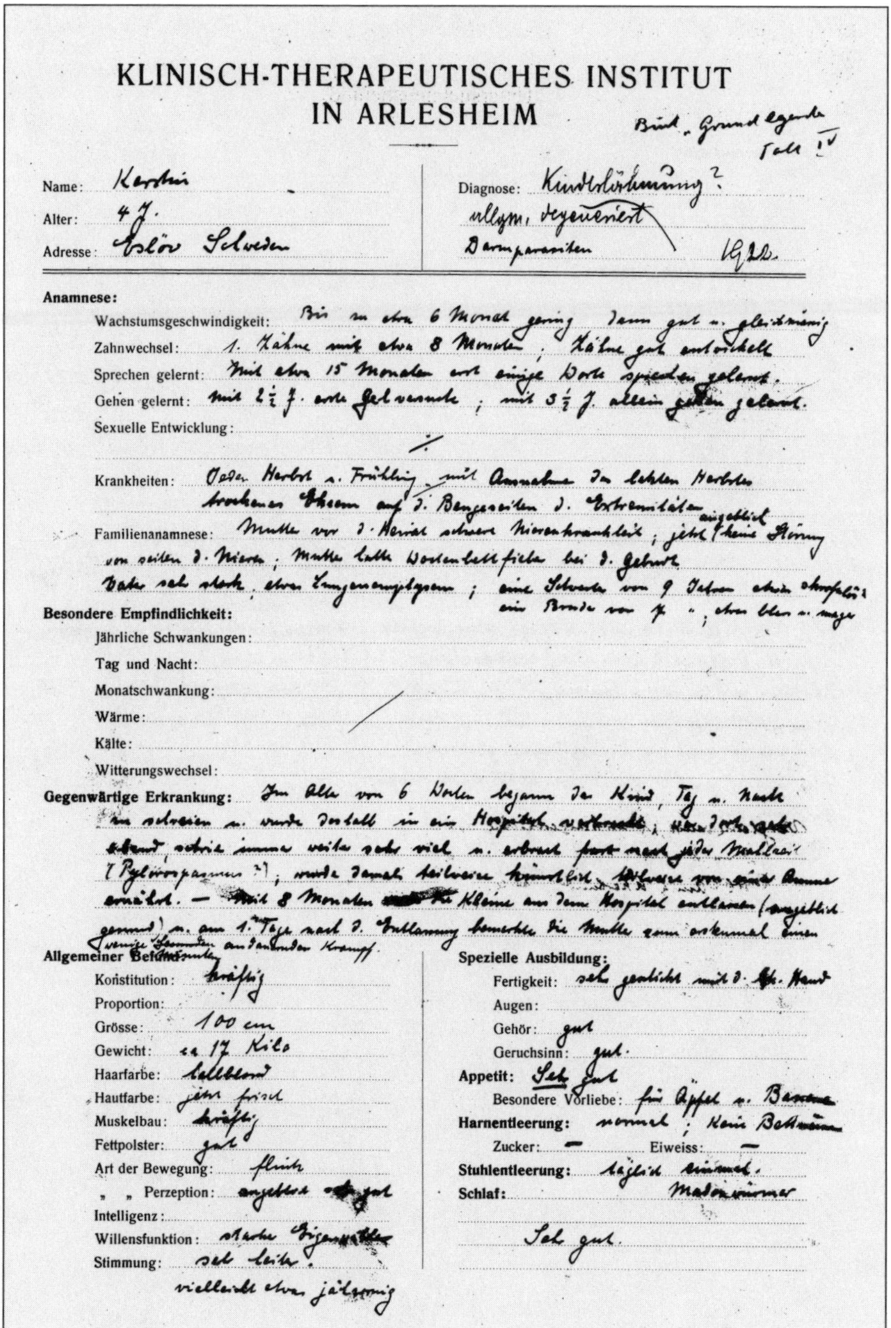

KLINISCH-THERAPEUTISCHES INSTITUT
IN ARLESHEIM

[illegible] Grundlegende Fälle IV

Name: Kerstin
Alter: 4 J.
Adresse: Eslöv Schweden

Diagnose: Kinderlähmung? allgem. degeneriert
Darmparasiten
1922.

Anamnese:

Wachstumsgeschwindigkeit: Bis zu etwa 6 Monat gering dann gut u. gleichmässig
Zahnwechsel: 1. Zähne mit etwa 8 Monaten; Zähne gut entwickelt.
Sprechen gelernt: Mit etwa 15 Monaten erst einige Worte sprechen gelernt.
Gehen gelernt: mit 2½ J. erste Gehversuche; mit 3½ J. allein gehen gelernt.
Sexuelle Entwicklung: ./.
Krankheiten: Jeden Herbst u. Frühling mit Ausnahme des letzten Herbstes trockenes Ekzem auf d. Beugeseiten d. Extremitäten
Familienanamnese: Mutter vor d. Heirat schwere Nierenkrankheit; jetzt angeblich keine Störung von seiten d. Niere; Mutter hatte Wochenbettfieber bei d. Geburt. Vater sehr stark; etwas Lungenemphysem; eine Schwester von 9 Jahren etwas skrofulös; ein Bruder von 7 "; etwas blass u. mager

Besondere Empfindlichkeit:

Jährliche Schwankungen:
Tag und Nacht:
Monatschwankung:
Wärme: /
Kälte:
Witterungswechsel:

Gegenwärtige Erkrankung: Im Alter von 6 Wochen begann das Kind, Tag u. Nacht zu schreien u. wurde deshalb in ein Hospital gebracht; schrie immer weiter sehr viel u. erbrach fast nach jeder Mahlzeit (Pylorospasmus?); wurde damals teilweise künstlich, teilweise von einer Amme ernährt. — Mit 8 Monaten wurde die Kleine aus dem Hospital entlassen (angeblich gesund) u. am 1. Tage nach d. Entlassung bemerkte die Mutter zum erstenmal einen wenige Sekunden andauernden Krampf.

Allgemeiner Befund:

Konstitution: kräftig
Proportion:
Grösse: 100 cm
Gewicht: ca 17 Kilo
Haarfarbe: hellblond
Hautfarbe: [illegible] frisch
Muskelbau: kräftig
Fettpolster: gut
Art der Bewegung: flink
" " Perzeption: angeblich [illegible] gut
Intelligenz:
Willensfunktion: starker Eigenwille
Stimmung: sehr heiter. vielleicht etwas jähzornig

Spezielle Ausbildung:

Fertigkeit: sehr geschickt mit d. lk. Hand
Augen:
Gehör: gut
Geruchsinn: gut.

Appetit: Sehr gut
Besondere Vorliebe: für Äpfel u. Banane
Harnentleerung: normal; keine Bettnässe
Zucker: — Eiweiss: —
Stuhlentleerung: täglich einmal.
Schlaf: Madenwürmer
Sehr gut.

1 Hilma Walter: Aufnahmenbogen von Kerstin T., Juni 1922, S. 1.

Untersuchungsbefund:

I. Sinnesnervensystem:

II. Zirkulation und Atmungssystem:

III. Stoffwechselsystem:

(Genitalbefund):

Verlauf:

28. VI. 1922 Nach einer mehrwöchigen Kur konnte man eine schöne Verbesserung beobachten. Das Bein wird nicht nachgeschleppt, das kranke Bein ist stärker geworden und auch mit dem Arm werden mehrere Bewegungen gemacht. Im Verlauf der Kur verlor das Kind eine Menge toter Ascariden.

Vergleiche auch Krankengeschichte von
Frau Hildur Troell (Mutter) u.
Frl Anna Åkerlund (Tante)

Therapie:

3 Tage
Bad mit Auskochung von Solidago
4. Tag
Rückeneinreibung mit ausgekochter Stellaria media
Tee von Weidenrinde
jeden 3. Tag Stannum D3

2 Hilma Walter: Aufnahmenbogen von Kerstin T., Juni 1922, S. 2.

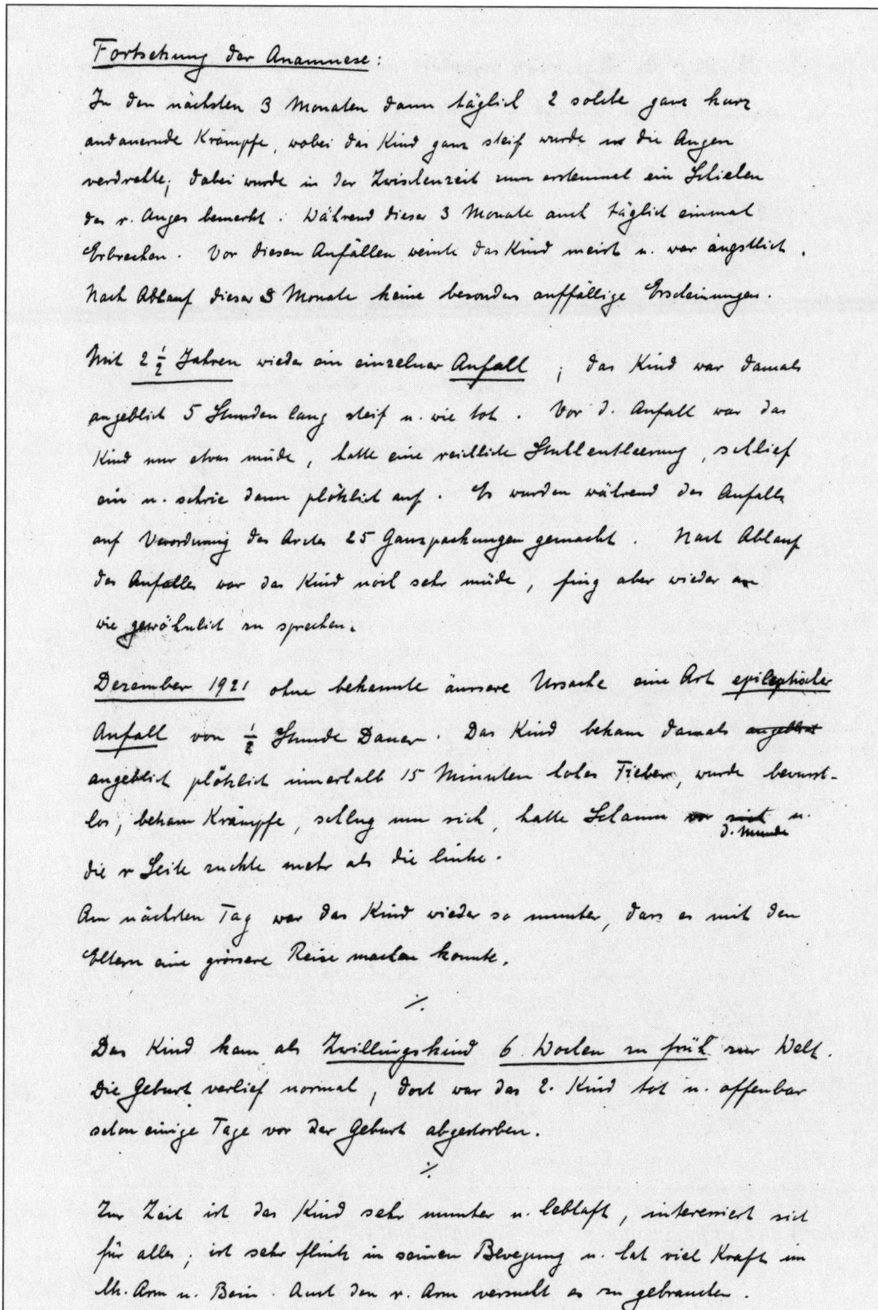

Fortsetzung der Anamnese:

In den nächsten 3 Monaten dann täglich 2 solche ganz kurz andauernde Krämpfe, wobei das Kind ganz steif wurde u. die Augen verdrehte; dabei wurde in der Zwischenzeit zum erstenmal ein Schielen des r. Auges bemerkt. Während dieser 3 Monate auch täglich einmal Erbrechen. Vor diesen Anfällen weinte das Kind meist u. war ängstlich. Nach Ablauf dieser 3 Monate keine besonders auffällige Erscheinungen.

Mit 2 ½ Jahren wieder ein einzelner Anfall; das Kind war damals angeblich 5 Stunden lang steif u. wie tot. Vor d. Anfall war das Kind nur etwas müde, hatte eine reichliche Stuhlentleerung, schlief ein u. schrie dann plötzlich auf. Es wurden während des Anfalls auf Verordnung des Arztes 25 Ganzpackungen gemacht. Nach Ablauf des Anfalles war das Kind noch sehr müde, fing aber wieder an wie gewöhnlich zu sprechen.

Dezember 1921 ohne bekannte äussere Ursache eine Art epileptischer Anfall von ½ Stunde Dauer. Das Kind bekam damals ~~angeblich~~ angeblich plötzlich innerhalb 15 Minuten hohes Fieber, wurde bewusstlos, bekam Krämpfe, schlug um sich, hatte Schaum ~~vor~~ ~~mit~~ d. Munde u. die r. Seite zuckte mehr als die linke.

Am nächsten Tag war das Kind wieder so munter, dass es mit den Eltern eine grössere Reise machen konnte.

./.

Das Kind kam als Zwillingskind 6 Wochen zu früh zur Welt. Die Geburt verlief normal, doch war das 2. Kind tot u. offenbar schon einige Tage vor der Geburt abgestorben.

./.

Zur Zeit ist das Kind sehr munter u. lebhaft, interessiert sich für alles; ist sehr flink in seinen Bewegung u. hat viel Kraft im lk. Arm u. Bein. Auch den r. Arm versucht es zu gebrauchen.

3 Hilma Walter: Aufnahmenbogen von Kerstin T., Juni 1922, S. 3.

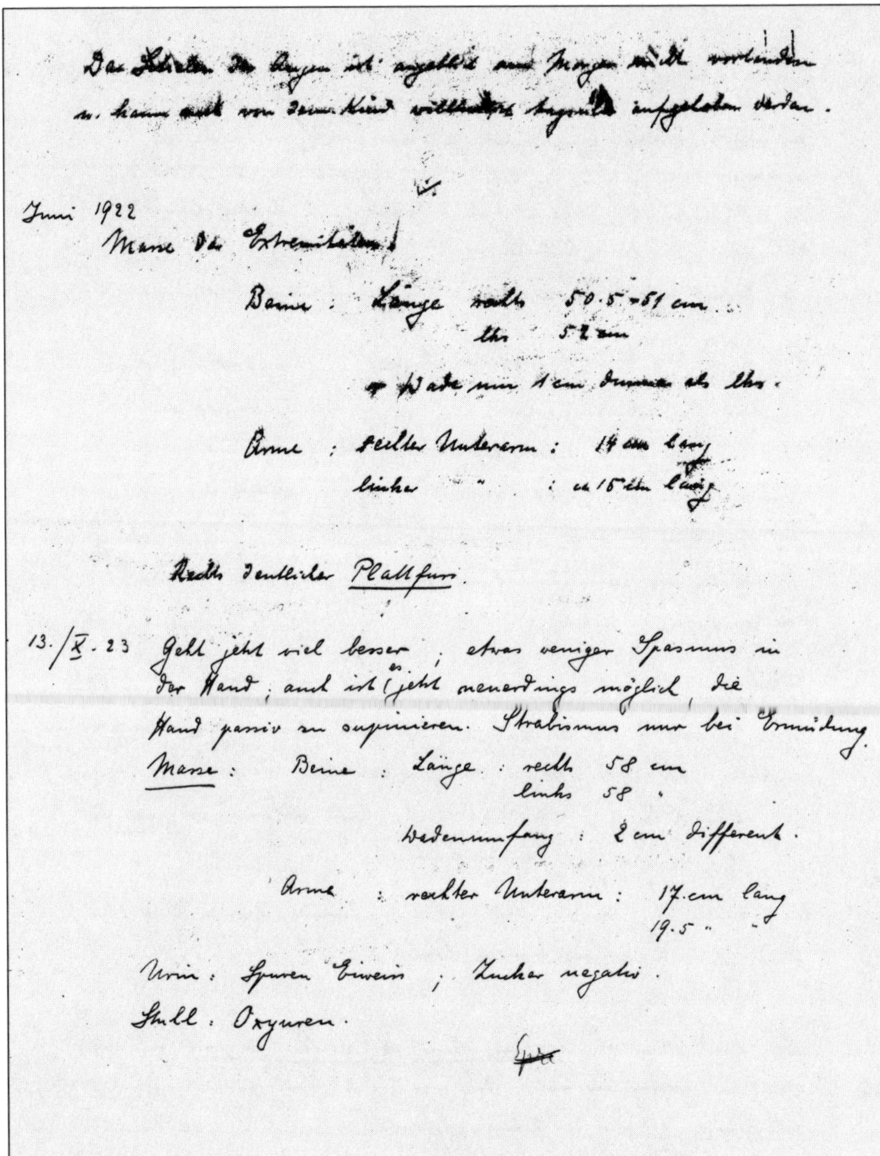
Das Schielen der Augen ist angeblich am Morgen nicht vorhanden u. kann auch von dem Kind willkürlich begrenzt aufgehoben werden.

Juni 1922
Masse der Extremitäten:
Beine: Länge rechts 50.5 – 51 cm
links 52 cm
r. Wade nur 1 cm dünner als links.
Arme: rechter Unterarm: 14 cm lang
linker " : ca 15 cm lang

Rechts deutlicher Plattfuss.

13./X. 23 Geht jetzt viel besser; etwas weniger Spasmus in der Hand; auch ist es jetzt neuerdings möglich, die Hand passiv zu supinieren. Strabismus nur bei Ermüdung.
Masse: Beine: Länge: rechts 58 cm
links 58.
Wadenumfang: 2 cm different.
Arme: rechter Unterarm: 17 cm lang
19.5 " "
Urin: Spuren Eiweiss; Zucker negativ.
Stuhl: Oxyuren.

4 Hilma Walter: Aufnahmenbogen von Kerstin T., Juni 1922, S. 4.

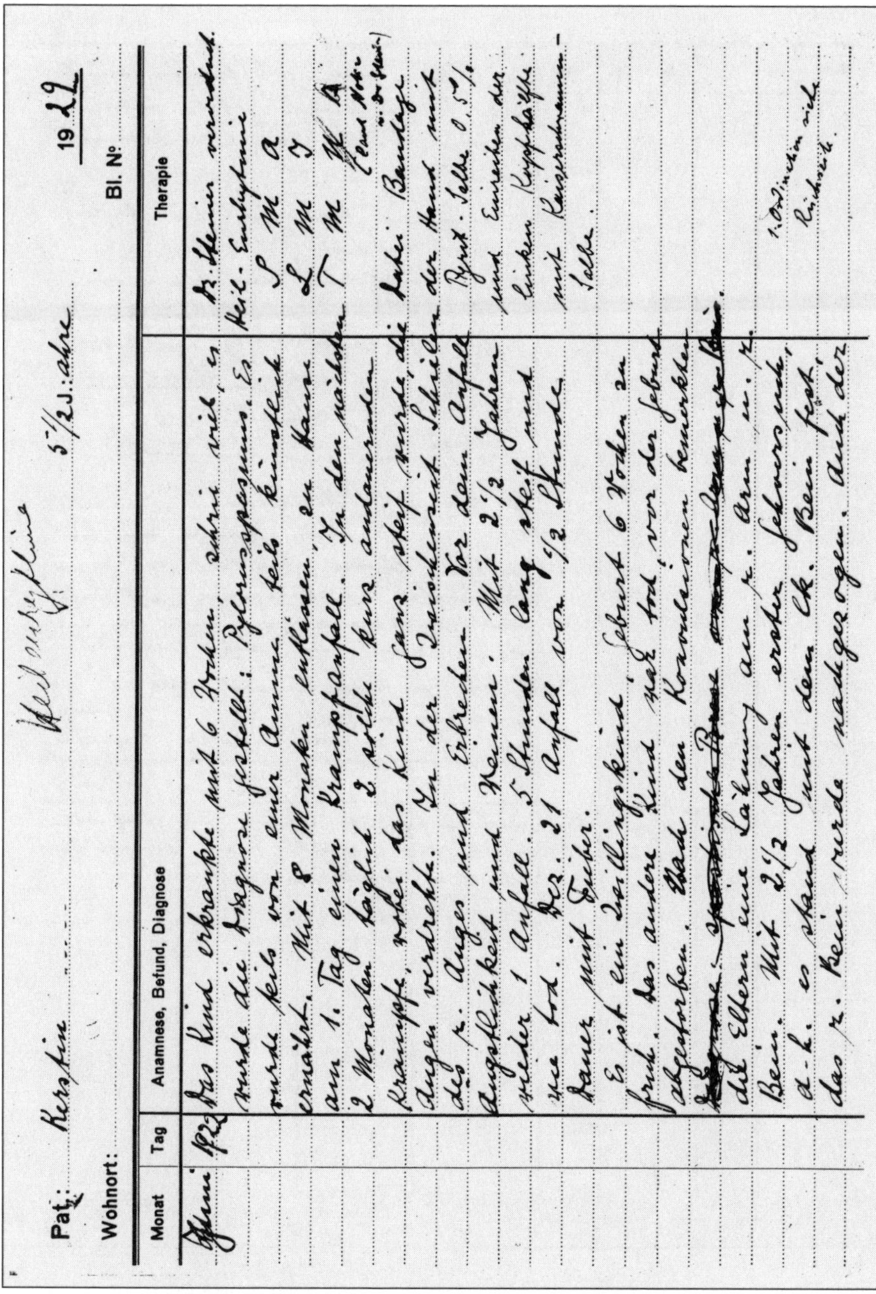

5 Margarete Bockholt: Ambulante Krankenakte von Kerstin T., Juni 1922, Vorderseite (mit späteren Ergänzungen von Hilma Walter)

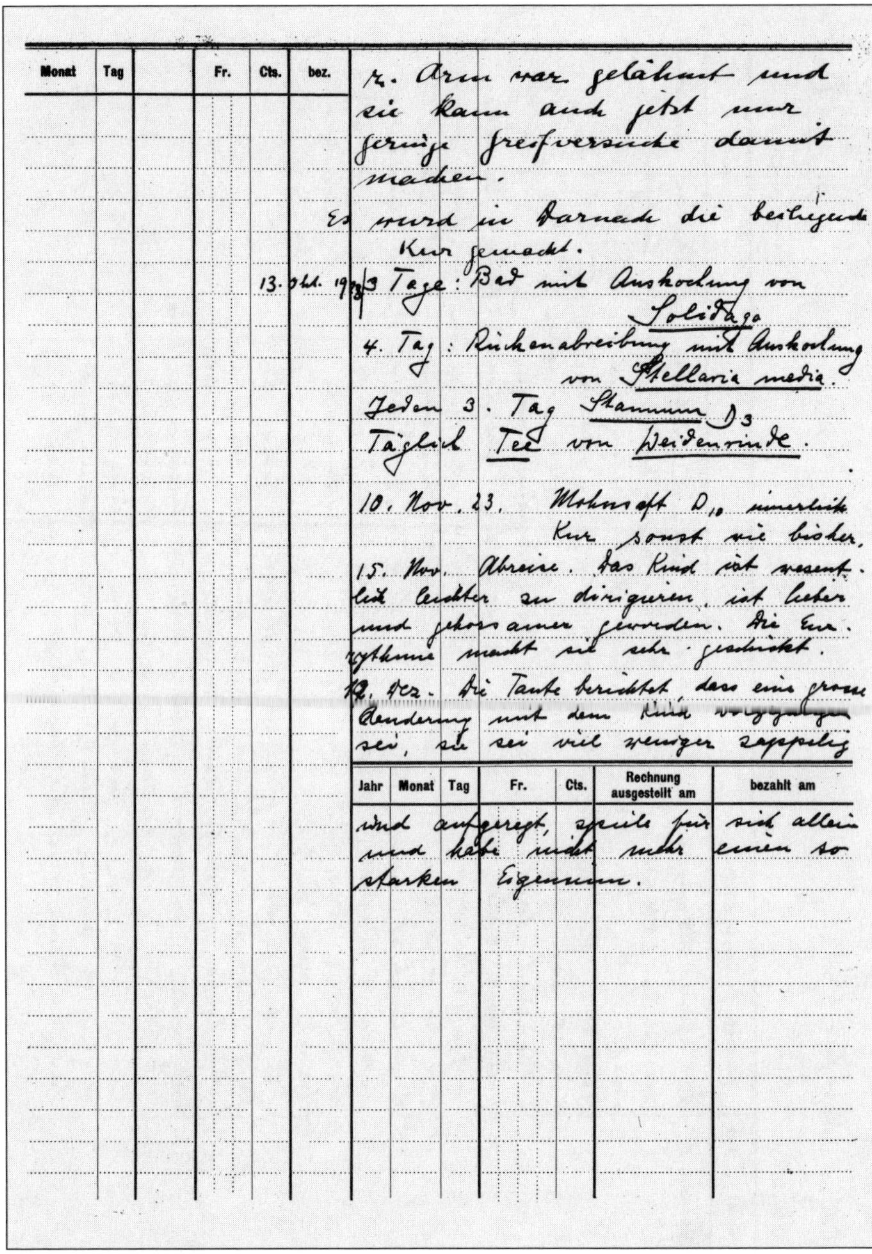

6 Margarete Bockholt: Ambulante Krankenakte von Kerstin T., Juni 1922, Rückseite (mit späteren Ergänzungen von Hilma Walter)

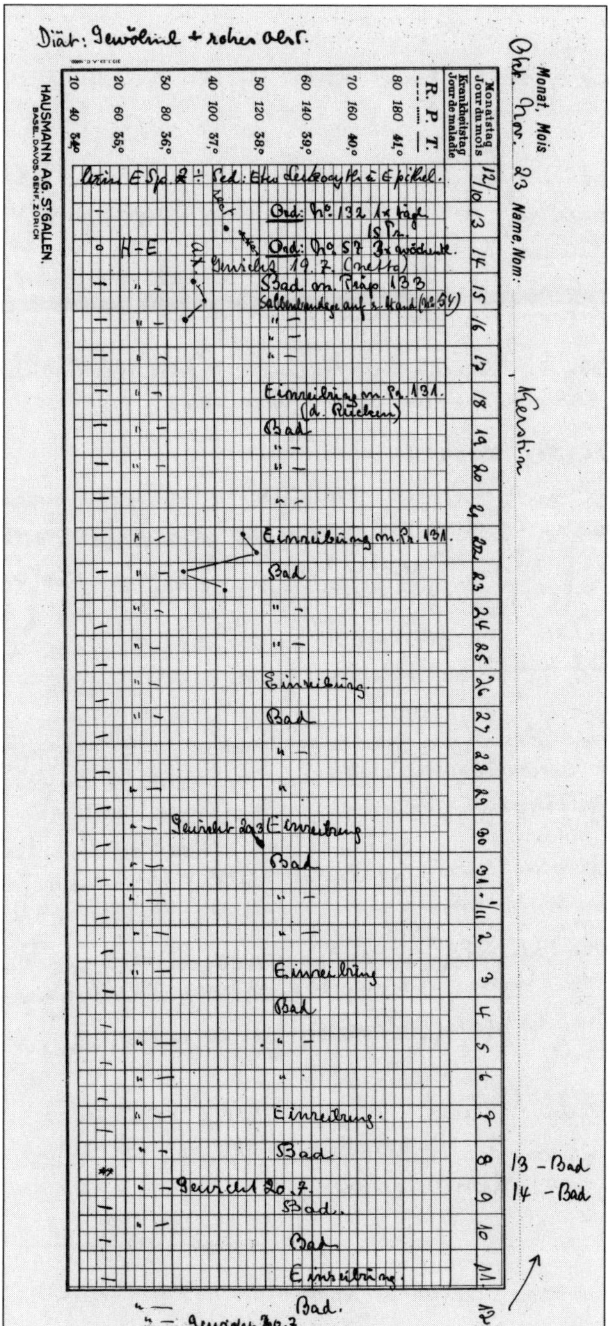

7 Stationäre Krankenkurve von Kerstin T., 12.10.-14.11.1923

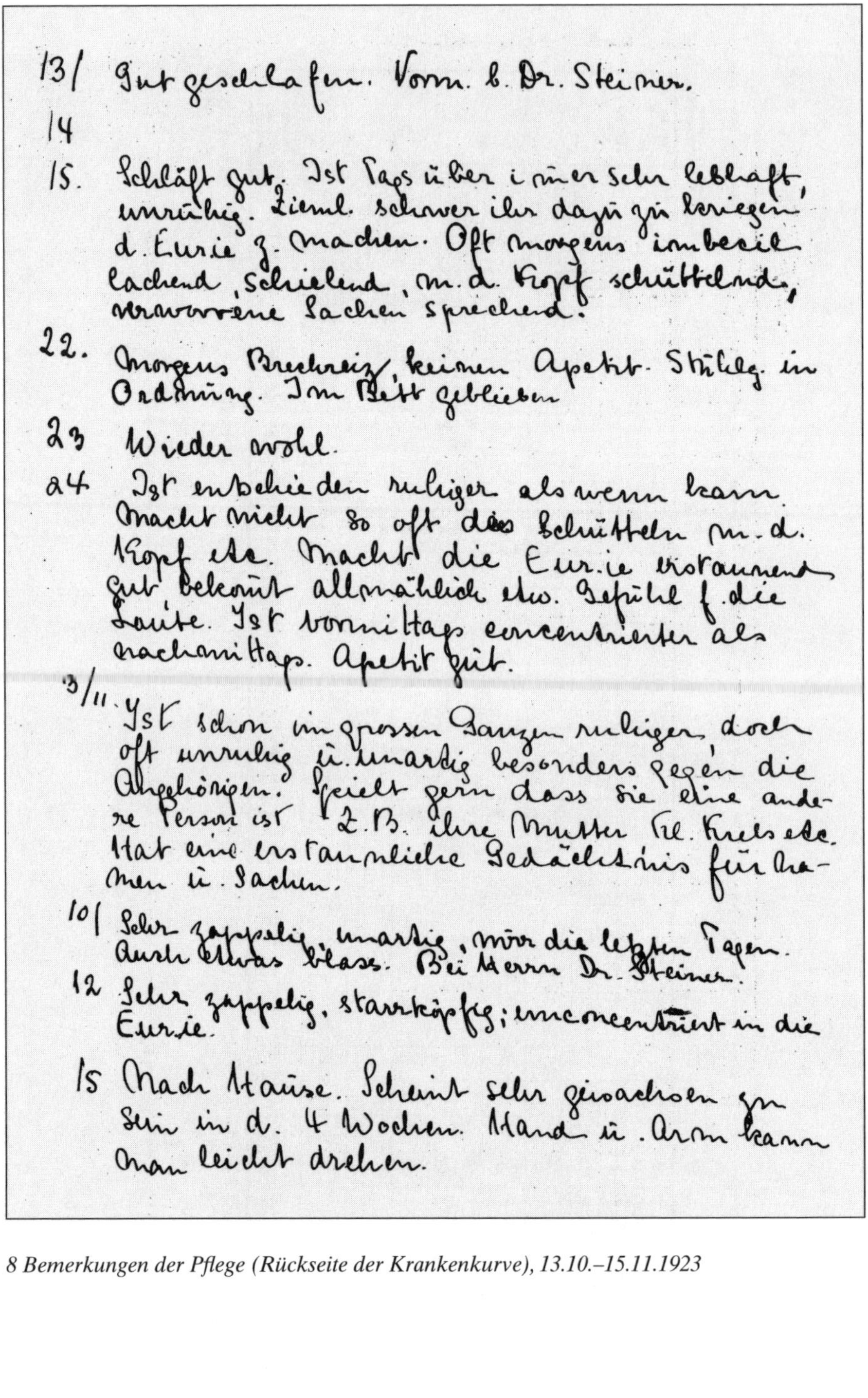

13/ Gut geschlafen. Vorm. b. Dr. Steiner.
14
15. Schläft gut. Ist Tags über immer sehr lebhaft,
unruhig. Zieml. schwer ihr dazu zu kriegen
d. Eurie z. machen. Oft morgens imbecil
lachend, schielend, m. d. Kopf schüttelnd,
verworrene Sachen sprechend.
22. Morgens Brechreiz, keinen Apetit. Stuhlg. in
Ordnung. Im Bett geblieben
23 Wieder wohl.
24 Ist entschieden ruhiger als wenn kam.
Macht nicht so oft das Schütteln m. d.
Kopf etc. Macht die Eur.ie erstaunend
gut, bekommt allmählich etw. Gefühl f. die
Laute. Ist vormittags concentrierter als
nachmittags. Apetit gut.
3/11. Ist schon im grossen Ganzen ruhiger, doch
oft unruhig u. unartig besonders gegen die
Angehörigen. Spielt gern dass sie eine ande-
re Person ist z. B. ihre Mutter Frl. Krets etc.
Hat eine erstaunliche Gedächtnis für Na-
men u. Sachen.
10/ Sehr zappelig, unartig, wie die letzten Tagen.
Auch etwas blass. Bei Herrn Dr. Steiner.
12 Sehr zappelig, starrköpfig; unconcentriert in die
Eurie.
15 Nach Hause. Scheint sehr gewachsen zu
sein in d. 4 Wochen. Hand u. Arm kann
man leicht drehen.

8 Bemerkungen der Pflege (Rückseite der Krankenkurve), 13.10.–15.11.1923

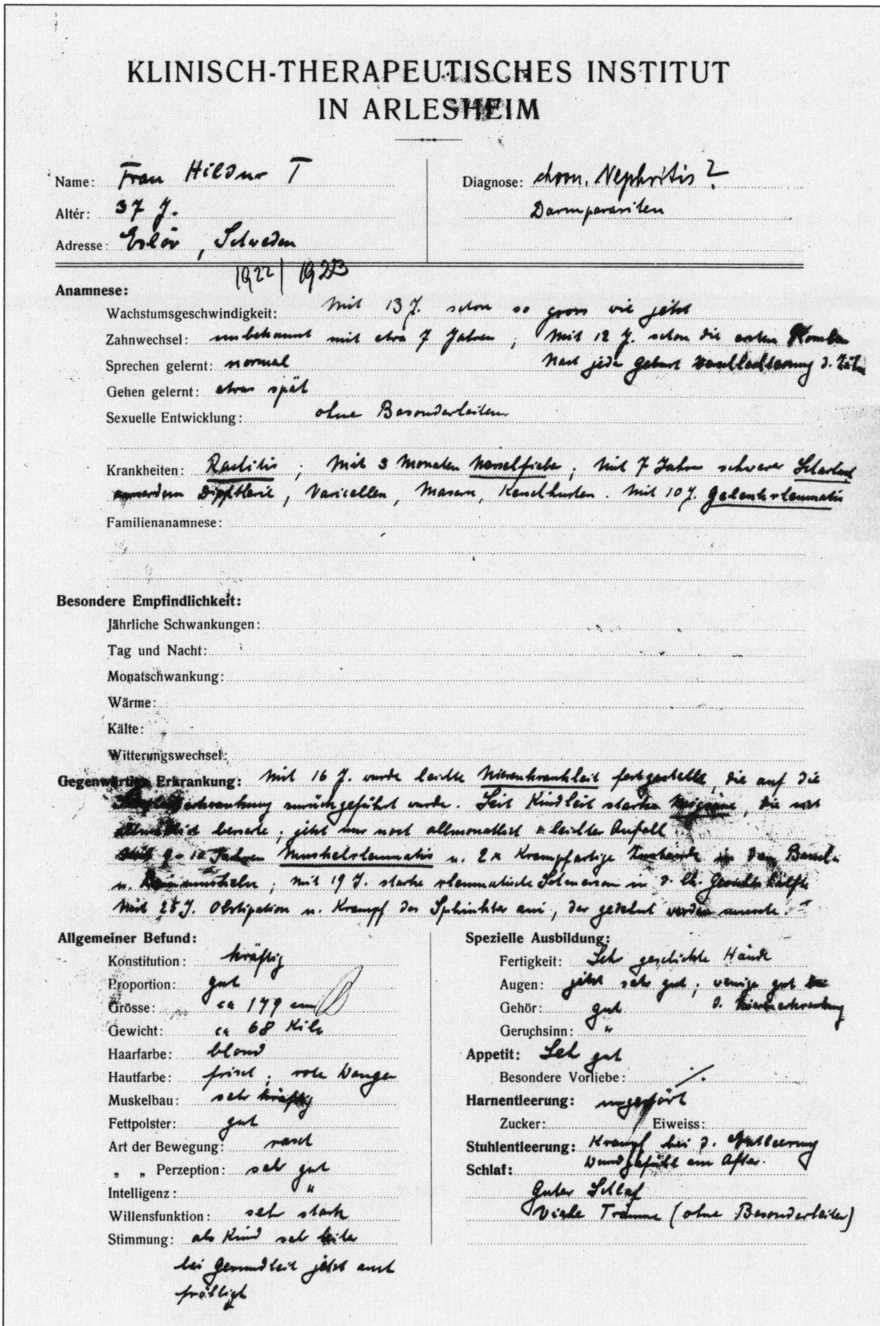

KLINISCH-THERAPEUTISCHES INSTITUT
IN ARLESHEIM

Name: Frau Hildur T
Altér: 37 J.
Adresse: Eslöv, Schweden

Diagnose: chron. Nephritis?
Darmparasiten

1922 | 1923

Anamnese:

Wachstumsgeschwindigkeit: mit 13 J. schon so gross wie jetzt
Zahnwechsel: unbekannt mit etwa 7 Jahren; mit 12 J. schon die ersten Kronen [illegible] nach jeder Geburt Verschlechterung d. Zähne
Sprechen gelernt: normal
Gehen gelernt: etwas spät
Sexuelle Entwicklung: ohne Besonderheiten

Krankheiten: Rachitis; mit 3 Monaten Nesselfieber; mit 7 Jahren schwere Scharlach [illegible] Diphtherie, Varicellen, Masern, Keuchhusten. mit 10 J. Gelenkrheumatis

Familienanamnese:

Besondere Empfindlichkeit:

Jährliche Schwankungen:
Tag und Nacht:
Monatschwankung:
Wärme:
Kälte:
Witterungswechsel:

Gegenwärtige Erkrankung: mit 16 J. wurde leichte Nierenkrankheit festgestellt, die auf die [illegible] Erkrankung zurückgeführt wurde. Seit Kindheit starke Migräne, die erst [illegible] [illegible] jetzt nur noch allmonatlich leichter Anfall [illegible] 9–10 Jahren Muskelrheumatis u. 2 x krampfartige [illegible] in den [illegible] u. [illegible]; mit 19 J. starke rheumatische Schmerzen in d. [illegible]. mit 25 J. Obstipation u. Krampf des Sphinkter ani, der geheilt worden wurde.

Allgemeiner Befund:

Konstitution: kräftig
Proportion: gut
Grösse: ca 179 cm
Gewicht: ca 68 Kilo
Haarfarbe: blond
Hautfarbe: frisch, rote Wangen
Muskelbau: sehr kräftig
Fettpolster: gut
Art der Bewegung: rasch
„ „ Perzeption: sehr gut
Intelligenz: „
Willensfunktion: sehr stark
Stimmung: als Kind sehr stille bei Gesundheit jetzt auch fröhlich

Spezielle Ausbildung:

Fertigkeit: Sehr geschickte Hände
Augen: jetzt sehr gut; weniger gut [illegible] d. [illegible]
Gehör: gut
Geruchsinn: „

Appetit: Sehr gut
Besondere Vorliebe: /.

Harnentleerung: ungestört
Zucker: Eiweiss:

Stuhlentleerung: Krampf bei d. [illegible] Wundgefühl am After

Schlaf: Guter Schlaf
Viele Träume (ohne Besonderheiten)

9 Hilma Walter: Aufnahmenbogen von Hildur T., Juni 1922, S. 1.

Untersuchungsbefund:

I. Sinnesnervensystem:

II. Zirkulation und Atmungssystem:

III. Stoffwechselsystem:

(Genitalbefund):

~~Verlauf:~~ Therapie

Auskochung v. Bd. von Solidago Virgaurea u. Rückeneinreibung mit Stellar. med. tgl., Salbeitee, Nierenmittel
vergl. Krankengeschichte von
Frl. Anna Åkerlund (Schwester)
Kind Kerstin Troell (Töchterchen)

~~Therapie:~~ Verlauf

Seit den Bädern allgemeines Befinden sehr gut, Müdigkeit verschwunden, sehr frisch. Abgang von viel lebendigen Ascariden.
28./6. 1922.

1) 3 Tage Bad mit Auskochung von Virgo aurea
2) 4. Tag Rückenabreibung mit Auskochung v. Stellar me
3) Täglich Salbeiblättertee.

10 Hilma Walter: Aufnahmenbogen von Hildur T., Juni 1922, S. 2.

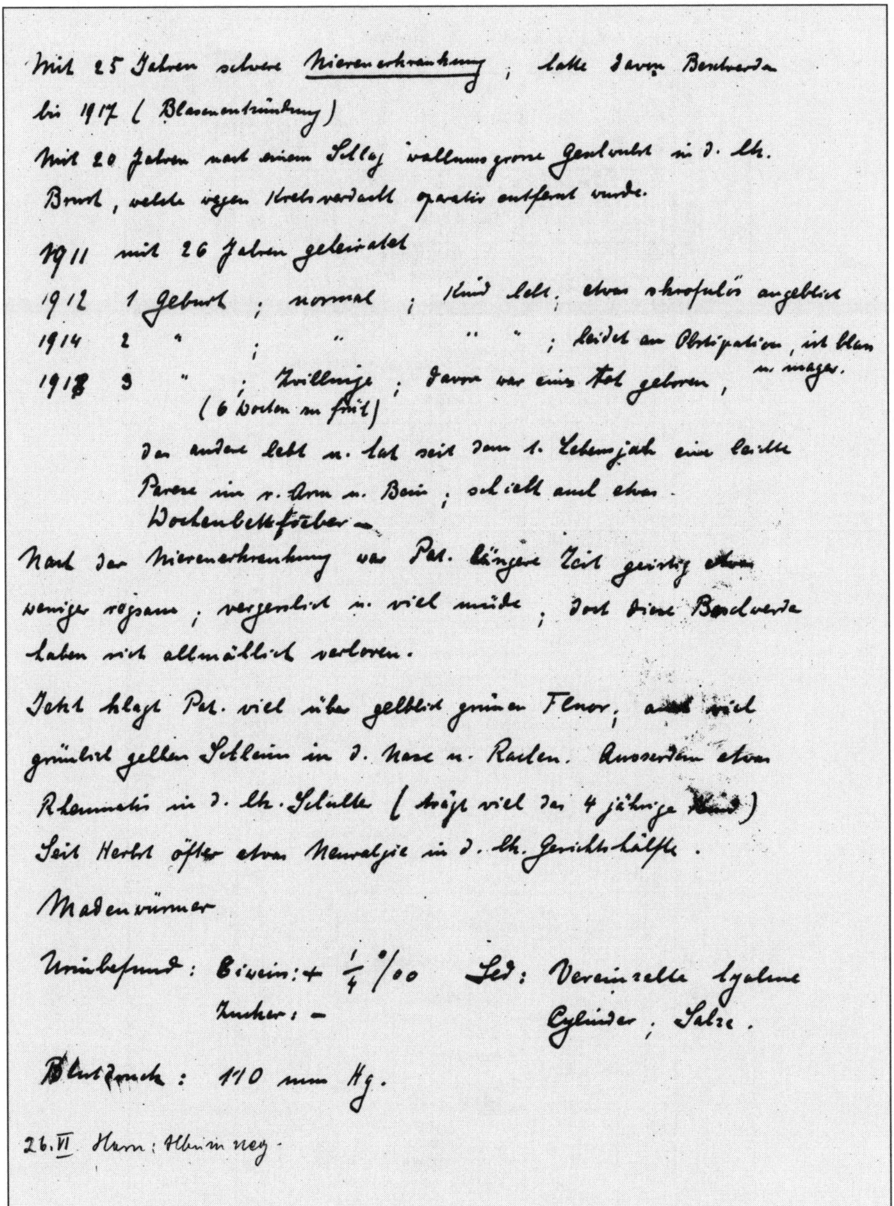

Mit 25 Jahren schwere Nierenerkrankung; hatte davon Beschwerden bis 1917 (Blasenentzündung)

Mit 20 Jahren nach einem Schlag wallnussgrosse Geschwulst in d. lk. Brust, welche wegen Krebsverdacht operativ entfernt wurde.

1911 mit 26 Jahren geheiratet

1912 1 Geburt; normal; Kind lebt; etwas skrofulös angeblich
1914 2 " ; " " " ; leidet an Obstipation, ist blass u. mager.
1918 3 " ; Zwillinge; davon war eines tot geboren, (6 Wochen zu früh)

Das andere lebt u. hat seit dem 1. Lebensjahr eine leichte Parese im r. Arm u. Bein; schielt auch etwas.
Wochenbettfieber –

Nach der Nierenerkrankung war Pat. längere Zeit geistig etwas weniger regsam; vergesslich u. viel müde; doch diese Beschwerden haben sich allmählich verloren.

Jetzt klagt Pat. viel über gelblich grünen Fluor; auch viel grünlich gelben Schleim in d. Nase u. Rachen. Ausserdem etwas Rheumatis in d. lk. Schulter (trägt viel das 4 jährige Kind)
Seit Herbst öfter etwas Neuralgie in d. lk. Gesichtshälfte.

Madenwürmer

Urinbefund: Eiweiss: + $\frac{1}{4}$ ‰ Sed: Vereinzelte hyaline Zylinder; Salze.
Zucker: –

Blutdruck: 110 mm Hg.

26.VI Harn: Albumin neg.

11 Hilma Walter: Aufnahmenbogen von Hildur T., Juni 1922, S. 3.

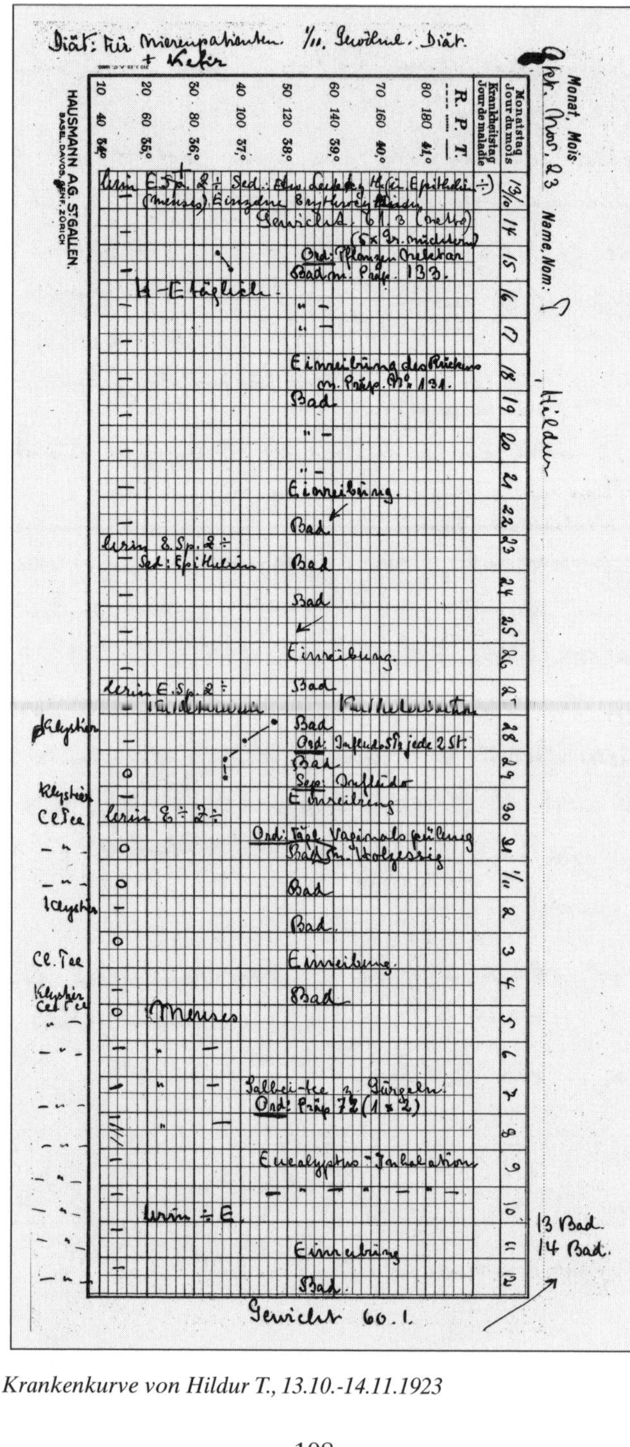

12 Stationäre Krankenkurve von Hildur T., 13.10.-14.11.1923

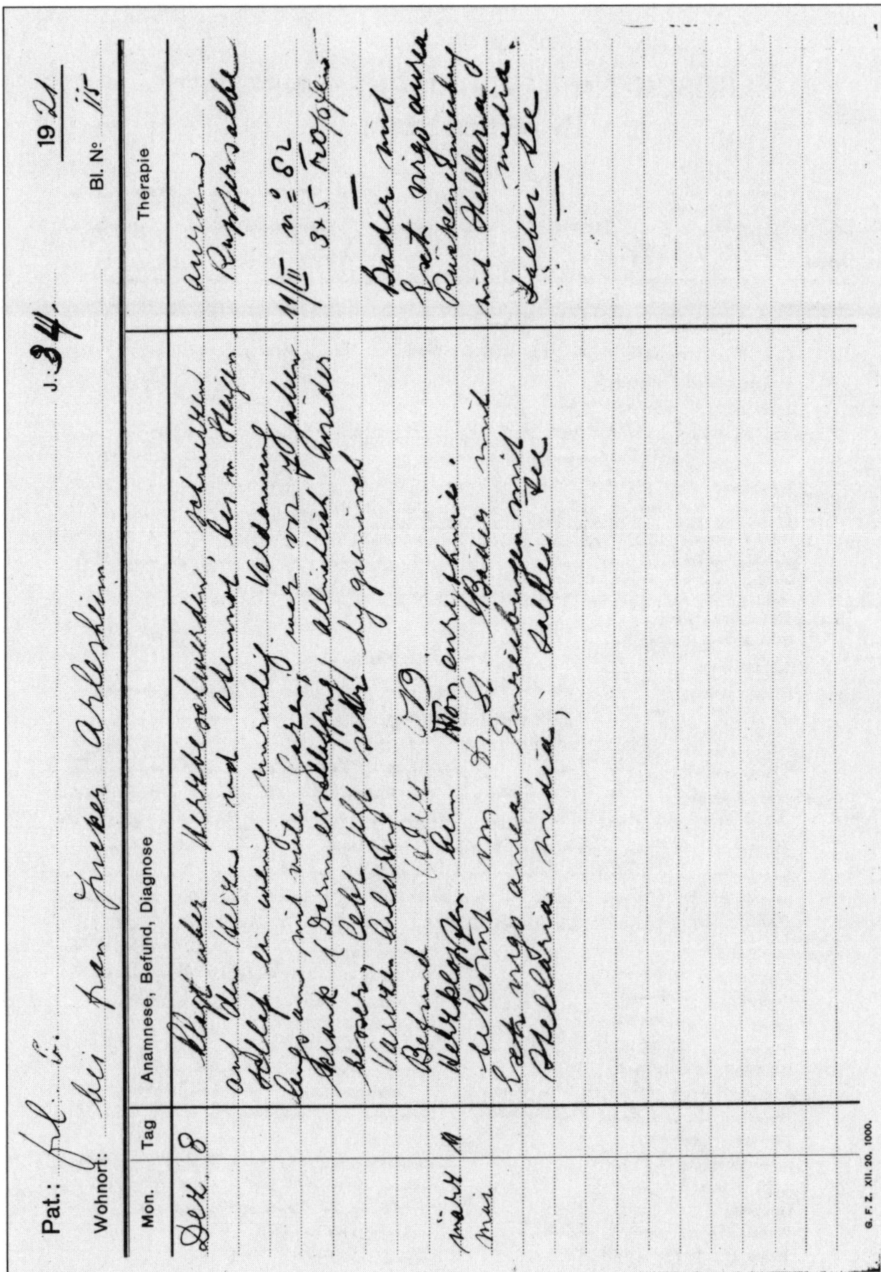

Pat.: | J.: | 19 21 | Bl. No 15

Wohnort:

Mon.	Tag	Anamnese, Befund, Diagnose	Therapie
Dez.	8		
März / Mai	1		

G. F. Z. XII. 20. 1000.

13 Ita Wegman: Ambulante Krankenakte von Anna Å., Dezember 1921/Mai 1922

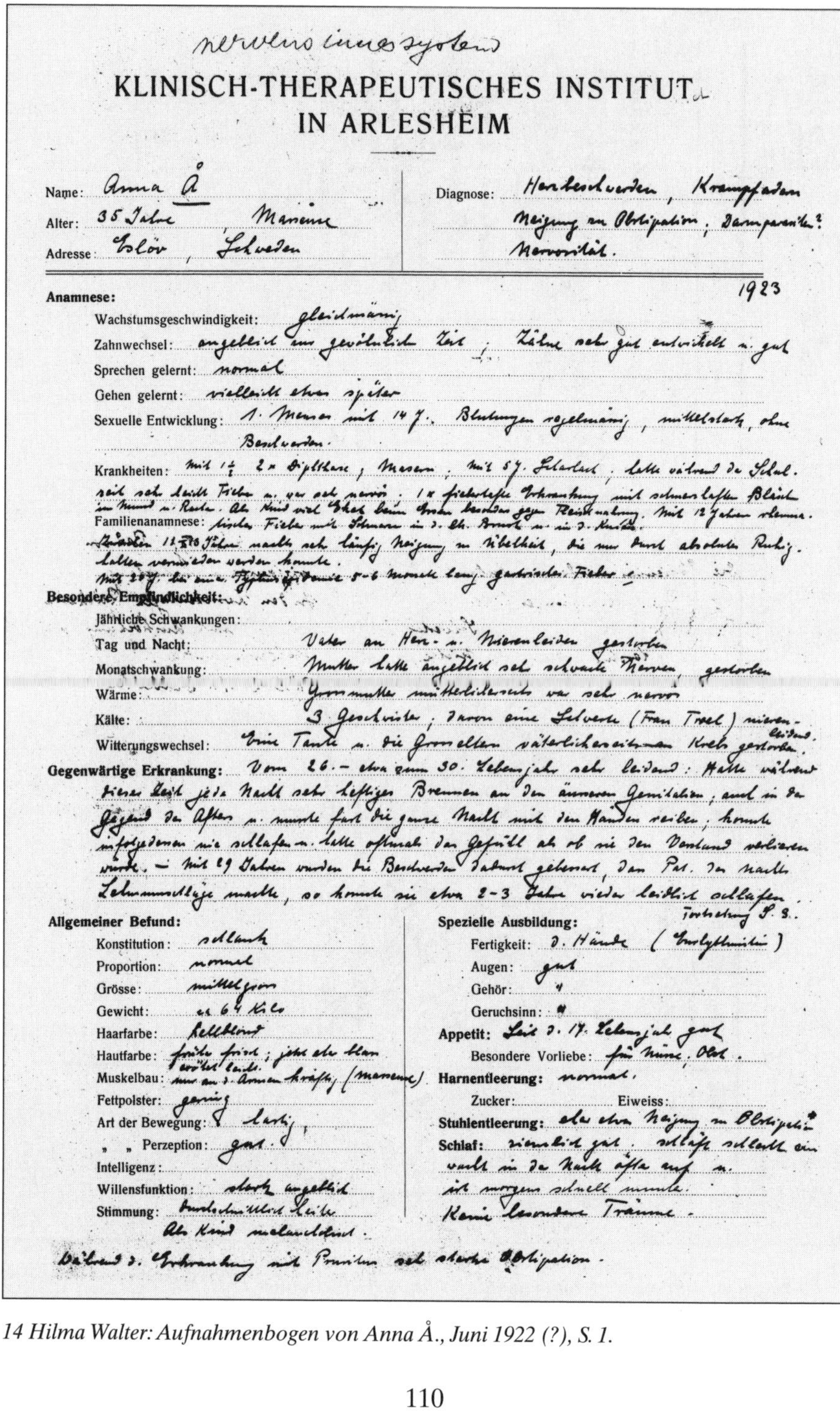

nervous ineos system

KLINISCH-THERAPEUTISCHES INSTITUT
IN ARLESHEIM

Name: Anna Å.
Alter: 35 Jahre Masseuse
Adresse: Eslöv, Schweden

Diagnose: Herzbeschwerden, Krampfadern
Neigung zu Obstipation; Darmparasiten?
Nervosität.

1923

Anamnese:

Wachstumsgeschwindigkeit: gleichmässig
Zahnwechsel: angeblich zur gewöhnlich Zeit; Zähne sehr gut entwickelt u. gut
Sprechen gelernt: normal
Gehen gelernt: vielleicht etwas später
Sexuelle Entwicklung: 1. Menses mit 14 J. Blutungen regelmässig, mittelstark, ohne Beschwerden.
Krankheiten: mit 1½ 2× Diphtherie, Masern; mit 5 J. Scharlach. Hatte während der Schulzeit sehr leicht Fieber u. war sehr nervös. 1× fieberlose Erkrankung mit schmerzhaften Blut im Mund u. Rachen. Als Kind viel Ekel beim Essen besonders gegen Reisnahrung. Mit 12 Jahren kleine
Familienanamnese: leichte Fieber mit Schmerzen in d. Gl. Brust u. in d. Kniekehle.
Zwischen 12 u. 18 Jahren machte sehr häufig Neigung zu Übelkeit, die nur durch absolute Ruhighalten vermieden werden konnte.
Mit 20 J. bei einer Typhusepidemie 5–6 Monate lang gastrisches Fieber

Besondere Empfindlichkeit:

Jährliche Schwankungen:
Tag und Nacht: Vater an Herz- u. Nierenleiden gestorben
Monatschwankung: Mutter hatte angeblich sehr schwache Nerven, gestorben
Wärme: Grossmutter mütterlicherseits war sehr nervös
Kälte: 3 Geschwister, davon eine Schwester (Frau Troel) nierenleidend.
Witterungswechsel: Eine Tante u. die Grosseltern väterlicherseits an Krebs gestorben.

Gegenwärtige Erkrankung: Vom 26.– etwa zum 30. Lebensjahr sehr leidend: Hatte während dieser Zeit jede Nacht sehr heftiges Brennen an den äusseren Genitalien, auch in der Gegend des Afters u. musste fast die ganze Nacht mit den Händen reiben; konnte infolgedessen nie schlafen u. hatte oftmals das Gefühl als ob sie den Verstand verlieren würde. – Mit 29 Jahren wurden die Beschwerden dadurch gebessert, dass Pat. der nachts Schwammstöpfe machte, so konnte sie etwa 2–3 Jahre wieder leidlich schlafen.

Allgemeiner Befund:

Konstitution: schlank
Proportion: normal
Grösse: mittelgross
Gewicht: ca. 64 Kilo
Haarfarbe: hellblond
Hautfarbe: frühe frisch; jetzt etwas blass erröten leicht.
Muskelbau: nur an d. Armen kräftig (Masseuse)
Fettpolster: gering
Art der Bewegung: lastig,
„ „ Perzeption: gut.
Intelligenz:
Willensfunktion: stark angeblich
Stimmung: durchschnittlich heiter
Als Kind melancholisch.

Während d. Erkrankung mit Pruritus sehr starke Obstipation.

Spezielle Ausbildung: Turnlehrerin S. S.

Fertigkeit: d. Hände (Handgymnastik)
Augen: gut
Gehör: "
Geruchsinn: "

Appetit: Seit d. 17. Lebensjahr gut
Besondere Vorliebe: für Nüsse, Obst.

Harnentleerung: normal.
Zucker: Eiweiss:

Stuhlentleerung: also etwa Neigung zu Obstipation

Schlaf: ziemlich gut. schläft schnell ein wacht in der Nacht öfter auf u. ist morgens schnell munter.
Keine besondere Träume.

14 Hilma Walter: Aufnahmenbogen von Anna Å., Juni 1922 (?), S. 1.

Untersuchungsbefund:

I. Sinnesnervensystem:

II. Zirkulation und Atmungssystem:

III. Stoffwechselsystem:

(Genitalbefund):

Verlauf:

Die Patientin wurde ambulant behandelt.
Vergl. auch Krankengeschichte von
Frau Hildur Troell (Schwester)
u. Kind Kerstin " (Nichte)

Therapie:

~~Jeden 4.(?) Tag Bad von Solidago-~~
~~virgaurea - Auskochung~~
~~In den Zwischentagen Rückenein-~~
~~reibung mit Auskochung von~~
~~Stellaria media.~~
~~Täglich 1× Salbeitee~~

Oktober 1923

3 Tage Bad aus Auskochung
von Virgo aurea
4. Tag kein Bad dafür
Rückeneinreibung von
Stellaria media - Auskochung
Täglich Tee von Salbeiblättern

15 Hilma Walter: Aufnahmenbogen von Anna Å., Juni 1922 (?), S. 2.

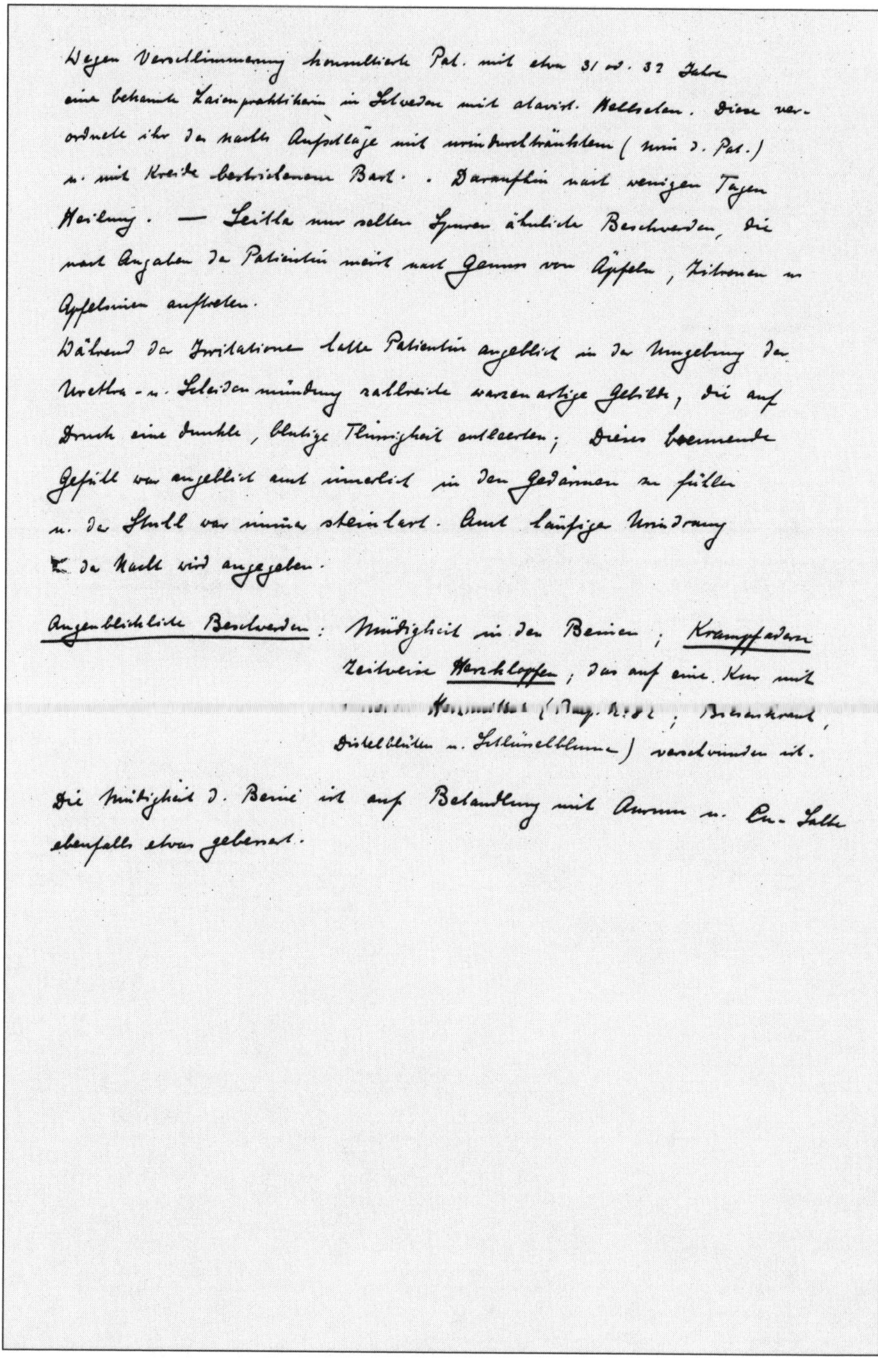
Wegen Verschlimmerung konsultierte Pat. mit etwa 31 od. 32 Jahre
eine bekannte Laienpraktikerin in Schweden mit atavist. Hellsehen. Diese ver-
ordnete ihr der nachts Aufschläge mit urindurchtränktem (vom d. Pat.)
u. mit Kreide bestrichenem Bast. . Daraufhin nach wenigen Tagen
Heilung. — Seither nur selten Spuren ähnlicher Beschwerden, die
nach Angaben der Patientin meist nach Genuss von Äpfeln, Zitronen u.
Apfelsinen auftreten.
Während der Irritationen hatte Patientin angeblich in der Umgebung der
Urethra- u. Scheidenmündung zahlreiche warzenartige Gebilde, die auf
Druck eine dunkle, blutige Flüssigkeit entleerten; dieses brennende
Gefühl war angeblich auch innerlich in den Gedärmen zu fühlen
u. der Stuhl war immer steinhart. Auch häufiger Urindrang
[illegible] der Nacht wird angegeben.

Augenblickliche Beschwerden: Müdigkeit in den Beinen; Krampfadern
Zeitweise Herzklopfen; das auf eine Kur mit
[illegible] Herzmitteln (Mag. [illegible]; Birkenkraut,
Distelblüten u. Schlüsselblume) verschwunden ist.

Die Müdigkeit d. Beine ist auf Behandlung mit Aurum u. Cu-Salbe
ebenfalls etwas gebessert.

16 Hilma Walter: Aufnahmenbogen von Anna Å., Juni 1922 (?), S. 3.

Fräulein Å. Schwedin, Masseuse. Alter 35 Jahre

Arlesheim-Klinik
14 Oct-15 Nov. 1923.
(Vergl. Med.Buch)

Die Schwester der Patientin,Frau Hilur T. u. die Nichte Kerstin sind gleichzeitig in Kliniksbehandlung.

Familienanamnese: Vater an Herz-und Nierenleiden gestorben.Die Mutter hatte sehr schwache Nerven und ist gestorben; auch die Grossmutter mütterlicherseits war sehr nervös.Eine Tante und die Grosseltern väterlicherseits sind Krebs an gestorben.Von 3 Geschwistern ist Frau Troell nierenleidend.

Kindesalter: Normale Entwickelung,gleichmässiges Wachstum.Mit anderthalb Jahren 2 mal Diphthrie; Masern; mit 5 Jahren Scharlach,hatte während der Schulzeit sehr leicht Fieber und war sehr nervös;einmal auch Fieber mit schmerzhaften Bläschen in Mund und Rachen;hatte oft Ekel beim Essen,besonders gegen Fleischnahrung.Mit 12 Jahren rheumatisches Fieber mit Schmerzen in der linken Brust und in den Knien. Zwischen 11-13 Jahren nachts sehr häufig Neigung zu Übelkeit,die nur durch absolutes Ruhighalten vermieden werden konnte.

Reife mit 14 Jahren,Blutungen immer regelmässig,mittelstark ohne Beschwerden.

Mit 20 Jahren bei einer Typhusepidemie 5-6 Monate lang gastrisches Fieber.Vom 26-30 Jahre sehr leidend:Hatte während dieser Zeit jede Nacht sehr heftiges Brennen an den äusseren Genitalien und am After; musste fast die ganze Nacht mit den Händen reiben,konnte infolgedessen nie schlafen und hatte oftmals das Gefühl,als ob sie den Verstand verläeren würde.
Mit 29 Jahren wurden die Beschwerden dadurch gebessert,dass Patientin der Nachts Lehnumschläge machte;so konnte sie etwa 2-3 Jahre wieder leidlich schlafen.
Wegen Rückfall konsultierte Pat.mit etwa 31/32 Jahren eine bekannte Laienpraktikerin mit atavistischem Hellsehen.Diese verordnete ihr des Nachts Aufschläge mit Urindurchtränktem (Urin der Pat.) und mit Kreide-bestrichenem Bast.Daraufhin nach wenigen Tagen Heilung.
Seitdem nur selten Spuren ähnlicher Beschwerden,die dann meist nach Genuss von Äpfeln,Zitronen und Apfelsinen auftreten.
Während der Irritationen hatte Pat. angeblich in der Umgebung der Urethra und Scheidenmündung zahlreiche,warzenartige Gebilde,die auf Druck eine dunkle,blutige Flüssigkeit entleerten.Dieses brennende Gefühl war auch innerlich in den Gedärmen zu fühlen; der Stuhl war dabei immer steinhart und es bestand gehäufter Urindrang in der Nacht

Augenblickliche Beschwerden: Müdigkeit in den Beinen; Krampfadern, zeitweise Herzklopfen,das auf eine Kur mit Cardiodoron verschunden ist.Die Müdigkeit der Beinen ist auf Behandlung mit Aurum und Kupfersalbe schon etwas gebessert.Die Verdauung ist träge,mit vielen Gasen.

17 Hilma Walter: Korrigierte Abschrift des Aufnahmeborgens von Anna Å., Juni 1922 (?), S. 1.

2.

Befund: Mittelgross,schlank,Gewicht ca 64 Kilo,hellblond,Gesichtsfarbe wechselnd,erötet leicht.

Kräftige Armmuskeln(Masseuse),geringes Fettpolster.Hastig in der Bewegung,schnell in Auffassen,willensstark,heiterer Stimmung,(als Kind melancholisch),geschickt mit den Händen(ist Eurythmistin). Augen,Gehör,Geruchsinn sind gut.
Appetit: seit dem 17 Jahr gut,mit Vorliebe für Nüsse und Obst.

Schlaf: Schläft schwer ein,wacht öfter auf und ist morgens schnell munter,keine besonderen Träumen.

Urin: Spuren von Eiweiss.
Zucker negativ.

Verlauf: Dr.Steiner empfiehlt folgende Kur,(vergl.auch Med.Buch)

Solidago
3 Tage Bad aus Auskochung von ~~Viggo~~ Aurea.
4 Tag kein Bad,dafür Rückenabreibung mit Stellaria media-Auskochung.
Täglich Tee von Salbei Blättern.

Während 4 Wochen wurde diese Kur in der Klinik durchgeführt. Daneben wurde auch Heileurythmie gegeben.Patientin war ziemlich schwierig in der Behandlung.Bald klagte sie über Schwitzen in der Nacht,bald über Verdauungsbeschwerden,ass am liebsten nichts mehr am Abend. Wenn sie Claritee nahm,bekam sie angeblich davon wieder Pruritus, vorübergehend auch Steifheit imm Rücken und manschmal sehr müde, insbesondere während der Periode,die 2 mal innerhalb 4 Wochen eingetreten war.

18 Hilma Walter: Korrigierte Abschrift des Aufnahmeborgens von Anna Å., Juni 1922 (?), S. 2.

Fräulein A (Tante von Kerstin T).

Dr. Steiner : " Bei der müssten wir die Kur fortführen mit Salben

Aber ausserdem dies eignetlich noch extra behandeln jeden Tag mit einem Präparat, mit dem man später vielleicht noch mehr machen kann : aus Cu D4 , Spuren von Silber, das kann ganz schwach sein und das müsste man verarbeiten mit Bindemittel, das man machen würde.- Es kommt dabei (auf) die kuriosesten (?) Dinge hervor, aber es wäre gut und es könnte überhaupt für Leute sein(?) die innerlich so stark an Stockung leiden (?)- dieses Cu- binden.... in einer Bindung von Wallnussschalen die aufgelöst werden in lo.D von Kupfervitriol. Also dieses ist so : wir geben Cu, das Cu vermehrt etwas die Kopfabsonderung, sie kriegt also die Möglichkeit, das Blut etwas zu vitalisieren , dann Spuren von Ag., dadurch bekommen wir die nötige Schleimabsonderung, die von der Lunge aus geht. Nun muss das Ganze durch den Astralleib in Bewegung kommen, das erreichen wir durch Wallnuss-Schale, die äussere Schale der noch grünen Nuss. Wir haben fast ganz genau die Form, die der menschliche Astralleib hat um die beiden Lungenflügel. Nun treibt man das da hinein und dann das CuSO4 macht auch nur, dass das Cu recht wirksam ist. Die anderen drei Sachen sind die Hauptsache. Es ist interessant, wie in manchen Pflanzen teilen einfach Teile des menschlichen Astralleibes darinnen sind. Und wählt man diese aus, so sind das die besten Heilmittel, die man kriegen kann. -
Eurythmie wird beiden Frauen, Frl. Akerlund und Frau Troell nicht schaden, alle eurythmischen Uebungen, die hauptsächlich mit den Beinen gemacht werden. Viel E wird Frl. A gut machen. "

19 Rudolf Steiner: Ärzteberatung, ca. 18.10.1923

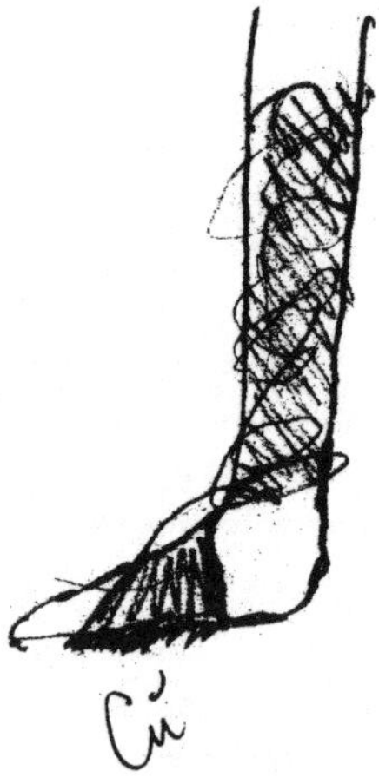

20 Rudolf Steiner: Skizze einer äußeren Anwendung für Anna Å.,ca. 15.10.1923

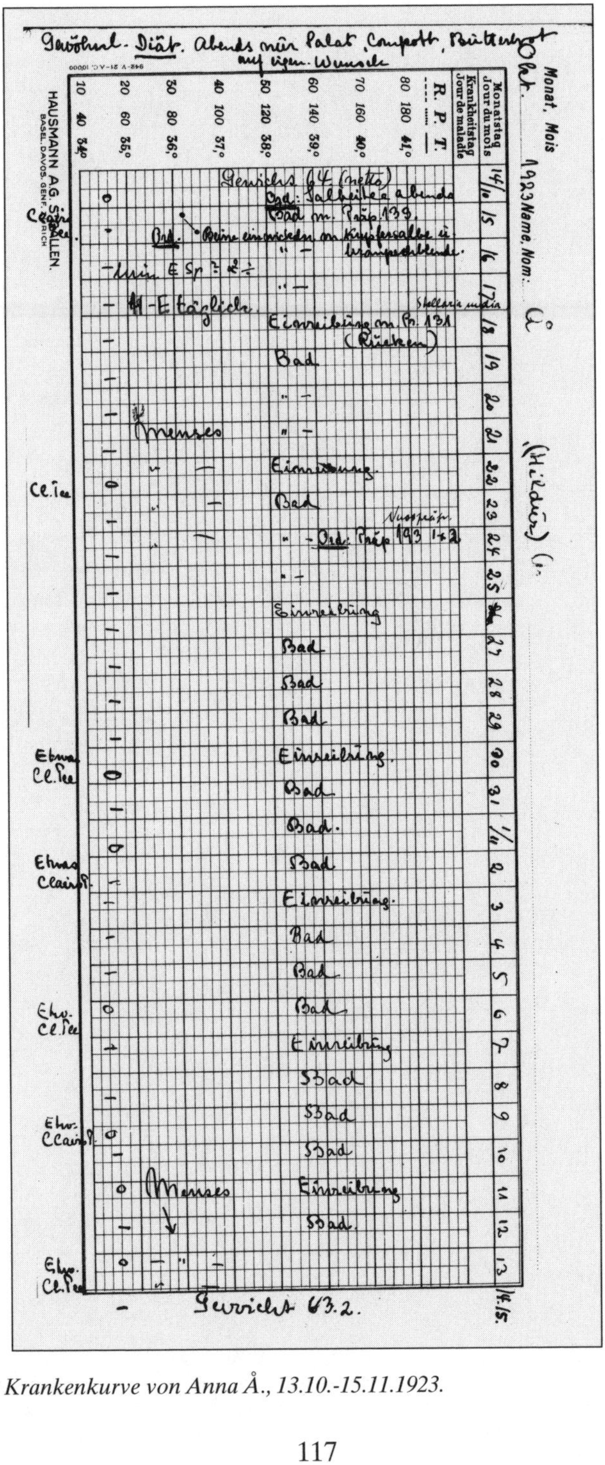

21 Stationäre Krankenkurve von Anna Å., 13.10.-15.11.1923.

5.
Krankengeschichte

Eine 26-jährige Patientin kam in unsere Klinik mit den schweren Folgen einer Grippe, die 1918 mit Lungenkatarrh verbunden durchgemacht worden ist, und die einer 1917 abgelaufenen Brustfellentzündung gefolgt war. Seit der Grippe konnte sich die Patientin nicht mehr so recht erholen. 1920 war sie sehr abgemagert schwach und hatte leichtes Fieber und Nachtschweiße. Bald nach der Grippe setzten Kreuzschmerzen ein, die sich bis ins Spätjahr 1920 fortwährend steigerten; und dann zeigte sich unter heftigen Schmerzen eine Verkrümmung im Kreuz. Auch trat eine Schwellung des rechten Zeigefingers ein. Eine Liegekur brachte angeblich Besserung der Rückenschmerzen. – Als Patientin bei uns ankam, hatte sie einen Senkungsabszess am rechten Oberschenkel, aufgetriebenen Leib mit etwas Aszites und über den Lungenspitzen katarrhalische Geräusche, sowohl rechts als links. Verdauung und Appetit ist gut. Urin ist konzentriert, zeigt Spuren von Eiweiß. Die geisteswissenschaftliche Untersuchung ergab: Überempfindlichkeit des Astralleibes und der Ich-Organisation; eine solche Abnormität drückt sich zunächst im Ätherleibe dadurch aus, dass derselbe nicht die eigentlichen Ätherfunktionen, sondern einen ätherischen Abdruck der Astralfunktionen entwickelt. Die Astralfunktionen sind abbauende. Es mussten sich daher die Vitalität und der normale Prozess in den physischen Organen verkümmert zeigen. Das ist immer verbunden mit gewissermaßen außermenschlichen Prozessen, die sich im menschlichen Organismus abspielen. Der Senkungsabszess, die Rückenschmerzen, die Aufgetriebenheit des Leibes, die katarrhalischen Erscheinungen der Lungen und auch die mangelhafte Eiweißverarbeitung rühren davon her. – Es handelt sich bei der Therapie darum, die Empfindlichkeit des Astralleibes und der Ich-Organisation herabzusetzen. Man erreicht das dadurch, dass man Kieselsäure verabreicht, welche immer die Eigenkraft gegenüber der Empfindlichkeit verstärkt. Wir taten es in diesem Falle, indem wir pulverisierte Kieselsäure in die Speisen taten und als Klistiere gaben. Ebenso leiteten wir die Empfindlichkeit ab, indem wir auf den unteren Rücken Senfpflaster legten. Dessen Wirkung beruht darauf, dass es von sich aus die Empfindlichkeit bewirkt und sie dadurch dem Astralleib und der Ich-Organisation abnimmt. Durch einen Prozess, der die Überempfindlichkeit des Astralleibes im Verdauungstrakt dämpft, erreichten wir ein Ableiten dieser astralischen Tätigkeit auf den Ätherleib, wo sie normalerweise sein soll. Wir bewirkten das durch geringe Dosen von Kupfer und Carbo animalis. Der Möglichkeit, dass sich der Ätherleib der ihm ungewohnten normalen Verdauungstätigkeit entzieht, begegneten wir, indem wir Pankreassaft gaben.

Der Senkungsabszess wurde einigemale punktiert. Es entleerten sich durch Aspiration große Eitermengen. Der Abszess ging zurück und die Bauchschwellung nahm ab, indem die Eiterbildung stetig nachließ und zuletzt verschwand. Während der Eiter noch floss, wurden wir eines Tages überrascht durch einen erneuten Fieberanstieg. Derselbe erschien uns nicht unerklärlich, da bei der oben geschilderten Konstitution des Astralleibes geringe psychische Aufregungen solches Fieber bewirken können. Man muss aber unterscheiden zwischen der Erklärlichkeit des Fiebers in solchen Fällen und seiner stark schädigenden Wirkung. Denn es ist unter den angegebenen Voraussetzungen solches Fieber geradezu der Vermittler für ein tiefgehendes Eingreifen der Abbauprozesse in den Organismus. Und man muss sogleich für eine Stärkung des Ätherleibes sorgen, damit diese die schädigende Wirkung des Astralleibes paralysiert. Wir wandten hochpotenzierte Silberinjektionen an und erreichten Rückgang des Fiebers. – Patientin hat die Klinik mit 20 Pfund Gewichtszunahme und in gestärktem Zustande verlassen. Wir geben uns keiner Täuschung darüber hin, dass in diesem Falle noch eine Nachkur die Heilung befestigen muss.

Kranken- und Therapiegeschichte

Alphonsine B., die aus dem Elsass stammte, wurde im Arlesheimer Klinisch-therapeutischen Institut vom 19.7.1923 bis zum 17.3.1924 – acht Monate lang – stationär behandelt.

Unmittelbar vor der Klinikaufnahme der 26jährigen Patientin hielt Hilma Walter anamnestisch und im Hinblick auf den vor ihr erhobenen körperlichen Untersuchungsbefund fest: „Als Kind immer sehr schwächlich; viel Mandelentzündungen bis zum 14 Jahre u. sehr leichte Fieber. Mit 8 Jahren Masern. – Mit 15 J. erste Periode; seitdem regelmäßige aber sehr starke Blutungen. Vom 15.-23 Jahre hauptsächlich während der Periode starker Ausschlag im Gesicht (Akne). – 1917 Brustfellentzündung. 1918 schwere Grippe mit Lungenkatarrh, seitdem nicht mehr recht erholt. Frühjahr 1920 sehr abgemagert u. schwach u. leichtes Fieber mit Nachtschweiß; danach stellte der Arzt leichte Lungenaffektion fest u. empfahl eine Liege- u. Luftkur. – Bald nach der Grippe Einsetzen von Kreuzschmerzen, die sich langsam immer mehr steigerten bis zum Spätjahr 1920, wo sich dann innerhalb kurzer Zeit unter heftigen Schmerzen eine Verkrümmung im Kreuz zeigte; seitdem auch Schwellung des rechten Zeigefingers. – Durch Liegekur jetzt Besserung der Rückenschmerzen; seit 4 Wochen jedoch Senkungsabszess am rechten Oberschenkel. – Lungenbefund: Über beiden Lungenspitzen etwas katarrhalische Geräusche, rechts mehr als links. Leib aufgetrieben mit etwas Aszites. Verdauung gut. Appetit gut. Urin: konzentriert; Spuren von Eiweiß."

Der Krankenkurve und den Aufzeichnungen Hilma Walters zufolge wurde die mit 50,1 kg Körpergewicht aufgenommene Tuberkulose-Patientin anfänglich mit Calcium met. D5 und Phosphor D5, Apis mellifica, Kamillen-Fingerbädern, Aurum D6 und langsam ansteigender Bestrahlung mit natürlicher Sonne behandelt. Über die erhobenen Befunde sechs Tage nach der stationären Aufnahme und über eine Konsultation Rudolf Steiners an diesem Tag (23. Juli 1923) heißt es in einer maschinenschriftlichen Aufzeichnung unter anderem:

> [...] Gibbus der Lendenwirbelsäule, faustgroßer Senkungsabszess unterhalb des Poupart'schen Bandes, leichter Aszites, Spinosa ventosa am r. Zeigefinger, Spitzenkatarrh bds. r. u. l.
> Dr. St.: Sagen Sie einmal: „Wallen, wogen, wiegen wellen" (dabei hält Herr Dr. St. die eine Hand hinten auf den Rücken, die andere vorne auf die Brust der Patientin). „Wie ist Ihre Verdauung?" – „Nicht gut, abwechselnd dünner und fester Stuhl." – „Ist Blut in der Absonderung?" – „Nein." – „Es muss doch irgend einmal etwas gewesen sein, was verursacht hat, dass Sie irgend eine Darmkrankheit oder so etwas gehabt haben." – „Vor der Grippe hatte

Pat. Darmstörungen, die vom Magen ausgingen und auch mit Durchfällen verbunden waren." [wahrscheinlich Aussage von Hilma Walter] „Und die vorherigen Krankheiten haben Sie nicht so schrecklich hergerichtet, wie Sie jetzt sind?" – „Nein."

[zu den Ärzten, nach der Rückkehr der Patientin auf Station] „Das ist eben ein vollständiges Versagen des ganzen Verdauungsprozesses, und man wird müssen von verschiedenen Seiten anfassen:

1. innerlich eine Kupferkur, vielleicht sogar in einer Dosis von der 3. Dezimale
2. dann versuchen, den ganzen Ätherorganismus eine Erfrischung zu geben durch Carbo animalis. Und dann würde ich extra, was aber weniger wichtig ist – und man kann es innerlich versuchen – Pankreatin D3 geben.

Der ganze Körper ist durch und durch tuberkulös und wenn man sie nicht gesund kriegt, wird sie schon aufgefressen von der Tuberkulose. Alle die äußeren Sachen, wie die Punktion des Abszesses etc. muss man machen."

Die Empfehlungen Rudolf Steiners kamen – zusätzlich zu der bereits bestehenden Medikation – unmittelbar zur Anwendung, unterstützt von Senfpflaster-Auflagen am unteren Rücken und fortgeführten Sonnenbehandlungen in steigernder Dosierung an injektionsfreien Tagen (nach Aufzeichnungen Hilma Walters).

Über den weiteren Therapieverlauf in den nächsten vier Monaten (bis Mitte November 1923) schrieb Dr. Walter: „Am 18. August 1923 war [...] bei durchschnittlicher besserem Appetit eine Gewichtszunahme von 1,3 kg. erreicht. Die Fistelabsonderung am Finger ließ nach, doch war die Temperatur axillar abends noch um 37,3 bis 37,5. – Bis zum 11. November 1923 waren 8 bis 9 Punktionen des Senkungsabszesses vorgenommen worden, und dabei wurde meist reichlich Eiter entleert, einmal sogar 800g. Auch wurde etwas Jodgylzerin in die Abszesshöhle injiziert. Dabei fühlte sich die Patientin frisch und war vergnügt. Die Temperaturen wurden auch niedriger und stabiler. Der Puls hat sich mehr beruhigt (90 bis 110/Min.). Der Leib ist dünner geworden, das Gewicht aber auf 56,6 kg gestiegen (+5,4 kg seit der Aufnahme)." Auch die Krankenschwesternberichte verzeichneten von Ende Juli bis Mitte November eine kontinuierliche Verbesserung im Befinden und Aussehen von Alphonsine B., die ab dem 25.10. zusätzlich Cardiodoron erhielt (5.8.: „Sieht besser aus."; 18.8.: „Sieht viel besser aus."; 23.9.: „Sieht viel besser aus. Braun, dicke Bakken."; 14.10.: „Im Konzert in Basel. Hat es sehr genossen."; 13.11.: „Sieht flink aus. Ist immer vergnügt."). Auch in einem Brief des Bruders der Patientin an Ita Wegman vom 24.8.1923 hieß es: „Aus den z.T. ganz enthusiastischen Berichten meiner Schwester geht hervor, dass sie überaus glücklich ist in Ihrem Institut sein zu können. Die richtige moralische Besonnung ist in vollem

Masse geglückt u. hinterlässt tiefgreifende Aufhellungseindrücke. Auch spricht sie subjektiv von verschiedenen merklichen Erleichterungen u. kleinen Fortschritten ihres phys. Befindens."

Über die Veränderung der Situation um dem 14. November 1923 notierte Hilma Walter: „14. November 1923: Aus zwei Fisteln fließt seit der letzten Entleerung des Abszesses [31.10.] immer noch Eiter. Morgens nach dem Frühstück überfiel die Patientin plötzlich eine Übelkeit. Sie fühlte sich dabei elend und ängstlich. Der Puls ist fliegend, die Temperatur zunächst nur 37°, dabei etwas Aufstoßen. Abends ist die Temperatur 39,0° bei wesentlich besserem subjektivem Befinden. Im Stuhlgang war ein Askaris abgegangen. Ein Anhalt für Erkältung bestand nicht, doch wird Infludo gegeben. – 20. November 1923: Das Fieber ist immer noch um 38 bis 39° abends. Dabei besteht reichlich Ausfluss von etwas mehr dünnflüssigem Eiter aus der Fistel des Senkungsabszesses. Der Appetit ist mangelhaft, die Zunge belegt. Bei regelmäßigem und reichlichem Stuhlgang besteht viel Aufstoßen nach jedem Essen, dabei heute auch einmal Erbrechen. Das Aussehen ist blass, die Stimmung allmählich etwas weinerlich. – 22. November 1923: Das subjektive Befinden ist besser; das Aufstoßen hat auf Ipecacuanha nachgelassen; es besteht wieder etwas mehr Lust für Nahrungsaufnahme. Der Eiter fließt reichlich, doch die Abendtemperaturen sind noch immer um 39,2 bis 39,5°. Der Stuhlgang ist dünn, der Leib weich, doch abends wieder einmal Erbrechen. Schmerzen bestehen nicht."

Ita Wegman schrieb am 21.11.1923 an den Bruder der Patientin: „Ich möchte Ihnen heute mitteilen, dass es Ihrer Schwester seit ein paar Tagen weniger gut geht, es ist eine Komplikation dazu gekommen in dem Sinne, dass sie so, wie es voriges Jahr und vor 2 Jahren im November schon einmal war, plötzlich Temperaturerhöhung bekam und sich allmählich eine kleine Bauchfellentzündung gezeigt hat. Wenn momentan die Sache auch gar nicht bedrohlich aussieht, muss man aber doch bei einem solchen Körper wie der Ihrer Schwester ist, wo der ganze Körper voll mit Eiterbildung war und noch ist, an die Möglichkeit einer Verschlimmerung denken. Der Eiter fließt auf ganz natürlichem Wege aus der Geschwulst am Bein ab, so dass keine Stockungen entstehen, und momentan ist vor allen Dingen darauf zu sehen, dass man ihre Kräfte durch entsprechende Ernährung soviel wie möglich erhält und sie über dieses Stadium durch sorgfältigste Pflege und Behandlung hinwegbringt. Es wäre aber doch vielleicht einmal gut, wenn Sie Ende der Woche einmal kommen könnten, um mündlich einiges besprechen zu können."

In dieser Situation kam Rudolf Steiner am 22.11.1923 zu Alphonsine B. auf Station (Pflegebericht: „*Vorm. Hr. Dr. da.*"), der anschließend zu den Ärzten sagte:

Man möchte sie doch schützen gegen diese Intoxikation durch leichte Silber-Injektionen, 30. Dezimale. Dadurch ist etwas vorgebeugt. Und zwar müsste man die Injektionen so machen: am Rücken in der Höhe des letzten untersten Kreuzbeinwirbels und einmal im Nacken; vielleicht abwechselnd, 2mal am Tage, am Morgen und Abend je einmal (am Hinterkopf müsste man schon [die] 500. Dezimale nehmen). Das Wohlbefinden bei dem Fieber ist ein sehr ungünstiges Zeichen. Gegen die Spulwürmer [Askariden] würde ich doch auch etwas in die Suppe hineingeben von Kieselsäure, so etwa, dass man Salz mit Kieselsäure vermischt, damit der Magen sehr empfindlich wird. Und es wird dadurch etwas die Peristaltik nach der Richtung behoben, dass sie keine Lebensmöglichkeit für die Spulwürmer mehr hat, diese abgehen und sich nicht immer wieder von neuem ansetzen. Es würde dann nur gut sein, dass man ihr, sobald ein paar Tage vergangen sind, Klistiere machen könnte von schwachem Chlornatrium und Kieselsäure.

Über den klinischen Verlauf und über weitere Empfehlungen Rudolf Steiners in den unmittelbar nachfolgenden Tagen hielt Hilma Walter fest: „24. November 1923: Die Injektionen wurden wie angegeben gemacht; auch das Salz-Kieselsäure-Präparat (je 50%) verabreicht. Die Temperatur ist auf 38.8 bis 38.3 zurückgegangen. Auch ist heute wieder ein Askaris abgegangen. – 26. November 1923: Am Abend Temperaturanstieg auf 39°; Abgang eines Askaris. – 27. November 1923: Weitere Besserung. Temperatur morgens 37.6, abends 37.8. Puls um 100 bis 104. Es wurde mit den Salz-Bleibeklistieren begonnen." Am selben Tag vermerkte die Krankenschwester: „Weniger müde, aß gut. Aufstoßen nur ganz selten. In der Nacht gut geschlafen, auch nachmittags einige Stunden. Aus dem Geschwür floss nur wenig, aber nicht mehr dünne, wässrige, sondern blutig, schleimige Flüssigkeit. Ist heiter und schreibt eine Karte an ihren Vater. Abends starkes Hitzgefühl am linken Arm etwas unterhalb des Ellenbogengelenks bis gegen das Schultergelenk. Nach Arnika-Kompresse hat es nachgelassen."

Hilma Walter und den Pflegeaufzeichnungen zufolge sah Rudolf Steiner die Patientin Alphonsine B. am 28.11.1923 erneut in ihrem Krankenzimmer *(„Hr. Dr. war da.")*, sechs Tage nach seiner letzten Visite. Nach Walter sagte Rudolf Steiner nun:

Das Silber ist ihr sehr gut bekommen. Nun müssen wir verhindern, dass sie wieder solche Stockungszustände [Obstipationen, begleitet von Temperaturerhöhungen] bekommt, und sehen, dass sie ständig die Zirkulation ganz regelmäßig hat. Und dies dadurch, dass wir ihr in schwachem Maße unseren Tee (Clairotee) geben regelmäßig, und zwar vielleicht um 11 Uhr morgens.

[zu der Patientin:] „Haben Sie, wenn Sie aufwachen, starken Klebestoff in den Augen?" – „Nein."
[zu den Ärzten:] „Ich würde noch ein ganz schwaches Senfpflaster auf die Stirn legen nach dem Aufwachen bis sie den Tee bekommt, so lange, bis sie Tränen bekommt. Die Augen bleiben beim Aufwachen etwas zu trocken. Der Puls ist aktiv und kräftig ansteigend und passiv schnell absteigend: Einatmung – Ätherleib, starke Anstrengung im Puls – lässiges Ausatmen, überhaupt lässige zentrifugale Tätigkeit sowohl in der Bewegung (Puls, Atmung), wie im Stoffwechsel, eben dadurch, dass sie den Körperschleim nicht bis heraufbringt. Deshalb das Senfpflaster und der Clairotee mit etwas Lindenblütentee. Dadurch, dass wir den Rhythmus Ätherleib und Astralleib zusammen mit dem Silber regulieren, wird ein regelmäßiger Rhythmus hervorgerufen. Da ist das ganze untere System ausgewalkt."

Rudolf Steiners Empfehlungen wurden noch am selben Tag als Ordination in der Kurve vermerkt und therapeutisch umgesetzt.

Hilma Walter und der Krankenkurve zufolge wurden die Silbergaben bis zum 25. Dezember mit zwei Injektionen pro Tag fortgeführt, dann schrittweise reduziert. Der Allgemeinzustand und das Befinden von Alphonsine B. besserte sich bis zur Entlassung am 17.3.1924 weiter, wenn auch mit vorübergehenden Krisen. Den letzten Abgang eines Spulwurms verzeichnete die Kurve am 15.1.; Ende Januar wurden bei intermittierend febrilen Temperaturen noch einmal für sechs Wochen Argentum D30-Injektionen (alle zwei Tage) angeordnet, die ab dem 31.1. um tägliche Gaben eines Digitalis-Präparates (Digifolin) – bis zum 23.2., mit zum Teil mehrtägigen Pausen – ergänzt wurden („weil der Puls ist sehr schnell und jagend"). In den Pflegeaufzeichnungen über die letzten Tage der Patientin auf Station hieß es u.a.: „5.3.: Fühlt sich wohl, hat ausgezeichneten Appetit, sieht gut aus; 11.3.: Auf d. Terrasse auf d. Liegestuhl ½ Stunde. Fühlte sich sehr wohl nachher. D. Puls nicht schneller oder schlechter als sonst; 13.3.: Wieder hinaus. Wohlbef.; 17.3.: Abgereist nach Lausanne, wo sie d. Kur weitermachen wird." Hilma Walter vermerkte: „[...] Am 17. März 1924 konnte die Patientin zu einer Weitererholung entlassen werden. An Gewicht hatte Patientin im Ganzen etwa 10 kg zugenommen."

Ita Wegman hatte mit den Eltern und dem Bruder der Patientin wiederholt über eine Anschlußkur in einem geeigneten Höhensanatorium korrespondiert, die trotz finanzieller Schwierigkeiten der Familie schließlich auch zustande kam. Nach Hilma Walter hatte Alphonsine B. in diesem Sanatorium „noch eine relativ gute Zeit", starb dann jedoch bald darauf an einer Miliartuberkulose.

Archivdokumente

1 Hilma Walter: Ambulante Krankenakte von Alphonsine B., Juli 1923 (mit späteren Ergänzungen). Vorderseite
2 Hilma Walter: Ambulante Krankenakte von Alphonsine B., Juli 1923 (mit späteren Ergänzungen). Rückseite
3 Stationäre Krankenkurve von Alphonsine B., Blatt 1 (von 11), 19.7.–18.8.1923
4 Bemerkungen der Pflege (Rückseite der 1. Krankenkurve), 19.7.–18.8.1923
5 Rudolf Steiner: Patientengespräch und Ärzteberatung, 23.7.1923
6 Stationäre Krankenkurve von Alphonsine B., Blatt 5 (von 11), 20.11.–20.12.1923
7 Bemerkungen der Pflege (Rückseite der 5. Krankenkurve), 21.11.–29.11.1923
8 Ita Wegman: Brief an den Bruder von Alphonsine B., 21.11.1923
9 Rudolf Steiner: Ärzteberatung, 22.11.1923
10 Bemerkungen der Pflege (Rückseite der 11. Krankenkurve), 5.3.–17.3.1924

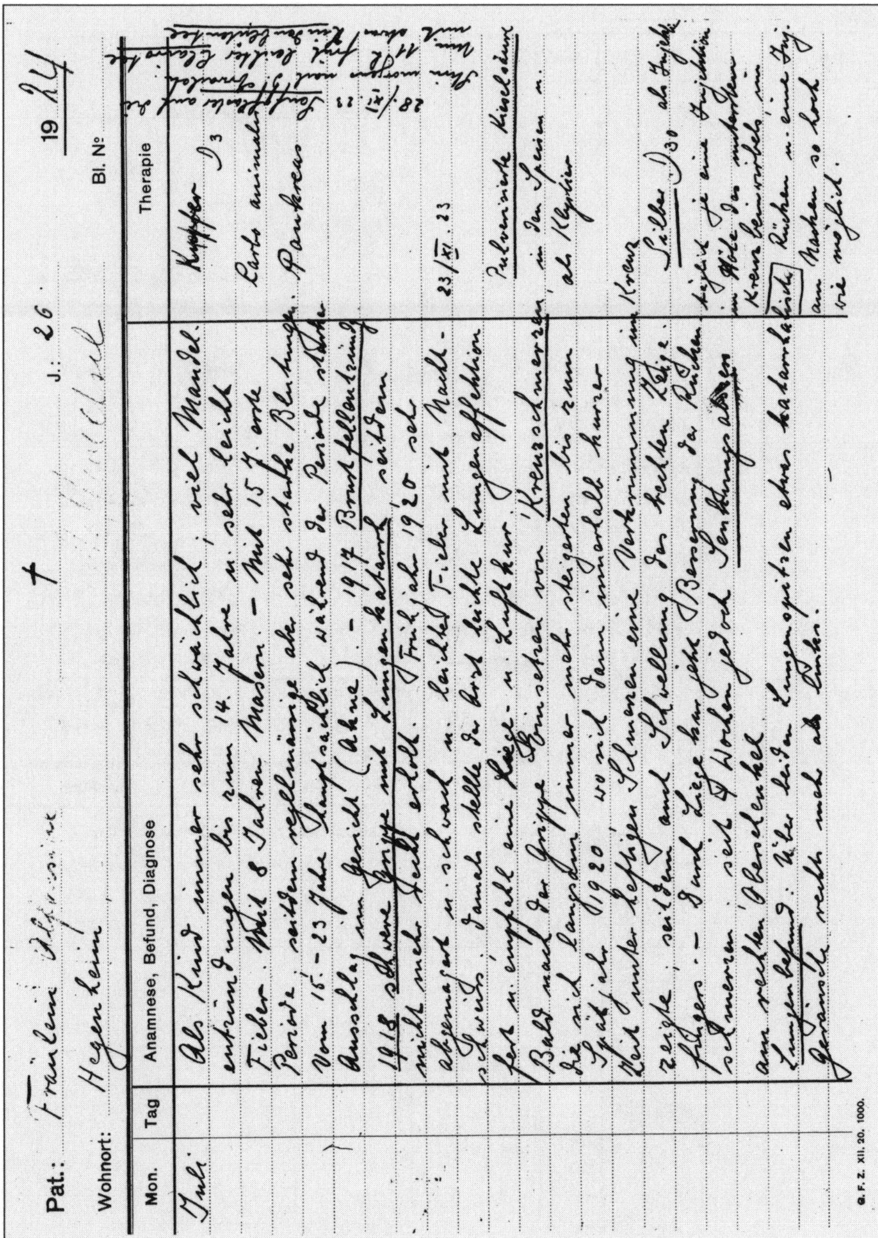

Pat.: Fräulein Alphonsine † J.: 26 19 24

Wohnort: Hegenheim

Mon.	Tag	Anamnese, Befund, Diagnose	Therapie
Juli		Als Kind immer sehr schwächlich; viel Mandelentzündungen bis zum 14. Jahre u. sehr leicht Fieber. Mit 8 Jahren Masern. – Mit 15 J. erste Periode, seitdem regelmässige aber sehr starke Blutungen. Vom 15.–23 Jahre hauptsächlich während der Periode starker Ausschlag im Gesicht (Akne). – 1917 Brustfellentzündung 1918 schwere Grippe mit Lungenkatarrh, seitdem nicht mehr recht erholt. Frühjahr 1920 sehr abgemagert u. schwach u. leichtes Fieber mit Nachtschweiss. Damals stellte der Arzt leichte Lungenaffektion fest u. empfahl eine Liege- u. Luftkur. Bald nach der Grippe Einsetzen von Kreuzschmerzen, die sich langsam immer mehr steigerten bis zum Spätjahr 1920 wo sich dann innerhalb kurzer Zeit unter heftigen Schmerzen eine Verkrümmung im Kreuz zeigte; seitdem auch Schwellung des rechten Zeigefingers. – Durch Liegekur jetzt Besserung der Rückenschmerzen. Seit 4 Wochen jedoch Senkungsabszess am rechten Oberschenkel. Lungenbefund: Über beiden Lungenspitzen etwas katarrhalische Geräusche rechts mehr als links.	Kupfer D3 Carbo animalis Pankreas 23/XI. 23 Pulverisierte Kieselsäure in den Speisen u. als Klystier Silber D30 als Injektion täglich je eine Injektion in Höhe des untersten Kreuzbeinwirbels im Rücken u. eine Inj. am Nacken so hoch wie möglich.

28/XI. 23 Senfpflaster auf die [illegible]

G. F. Z. XII. 20. 1000.

1 Hilma Walter: Ambulante Krankenakte von Alphonsine B., Juli 1923 (mit späteren Ergänzungen). Vorderseite

Mon.	Tag		Fr.	Cts.	bez.	
						Leib aufgetrieben mit etwas Ascites. Verdauung gut. Appetit gut. Urin: konzentriert; Spuren von Eiweiss.
21./XI	23.					Hatte sich bis vor 8 Tagen stetig erholt u. hatte bis dahin niemals irgend welche Klagen. Gewichtszunahme 5,1 Kilo bei regelmässiger Verdauungstätigkeit. Der Senkungsabszess am rechten Oberschenkel musste wiederholt entleert werden durch Punktion. Seit etwa 14 Tagen an der Punktionsstelle spontane Fistelbildung, aus der sich auch jetzt noch mehrmals am Tage grössere Mengen Eiter entleeren. Am 13/XI. morgens erwacht mit kurzdauernder Übelkeit, an dem gleichen Tage abends 39° Fieber ohne besondere Klagen. Das Fieber blieb auch in den nächsten Tagen zwischen 38° u. 39°

Jahr	Mon.	Tag	Fr.	Cts.	Rechnung ausgestellt am	bezahlt am

bei auffallendem subjektivem Wohlbefinden u. regelmässiger Verdauungstätigkeit (ein Spulwurm ist abgegangen). In den letzten 3–4 Tagen nach dem Essen starkes Aufstossen u. am 19./XI. abends einmal Erbrochen.

Urin: sehr trübe, kein Eiweiss, kein Zucker im Sedimente Urate

2 Hilma Walter: Ambulante Krankenakte von Alphonsine B., Juli 1923 (mit späteren Ergänzungen). Rückseite

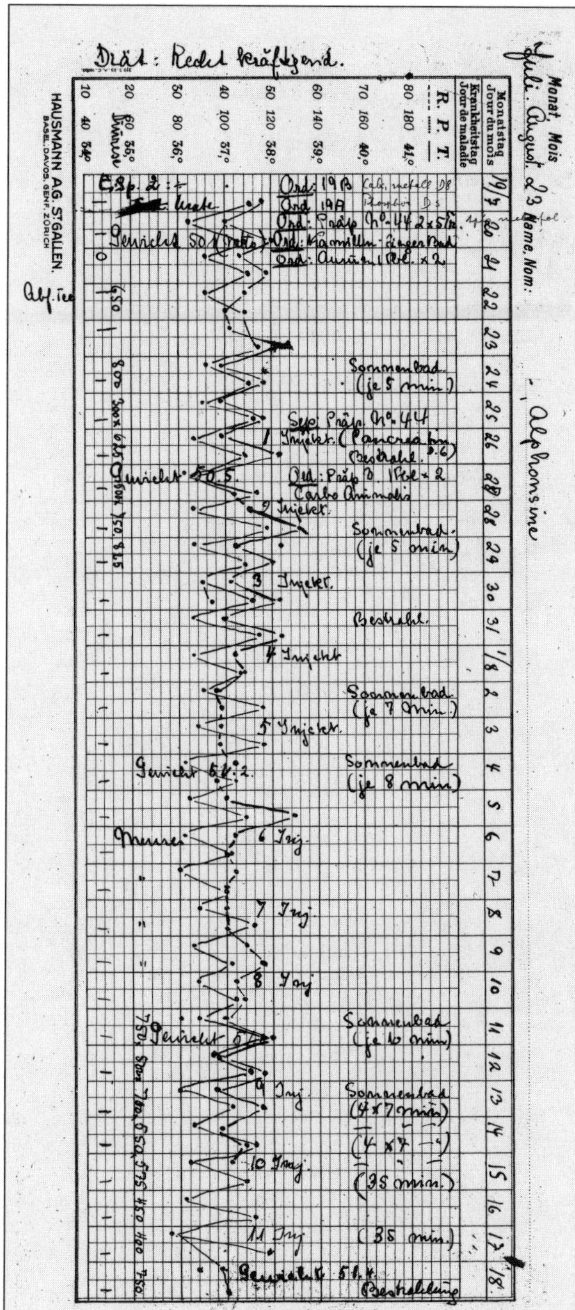

3 Stationäre Krankenkurve von Alphonsine B., Blatt 1 (von 11), 19.7.-18.8.1923

19/7 Wohlbef. Auf d. Terrasse

20/7 Gut geschl. Finger suppuriert etwas.

25/7. Schwitzt etwas in d. Nacht.
Bei Dr. Steiner am 23/7. Immer vergnügt u. zufrieden.

29. Schwitzt kaum mehr in d. Nacht. Apetit sehr gut.

3 Sieht besser aus.

5 Finger suppuriert nicht mehr so viel.

11 Munter. Sieht besser aus.

15 Munter. Keine Klagen.

18. Sieht viel besser aus. D. Apetit ist doch die letzten Tagen nicht so gut. Hat Verlangen nach scharfen Speisen.

4 Bemerkungen der Pflege (Rückseite der 1. Krankenkurve), 19.7.-18.8.1923

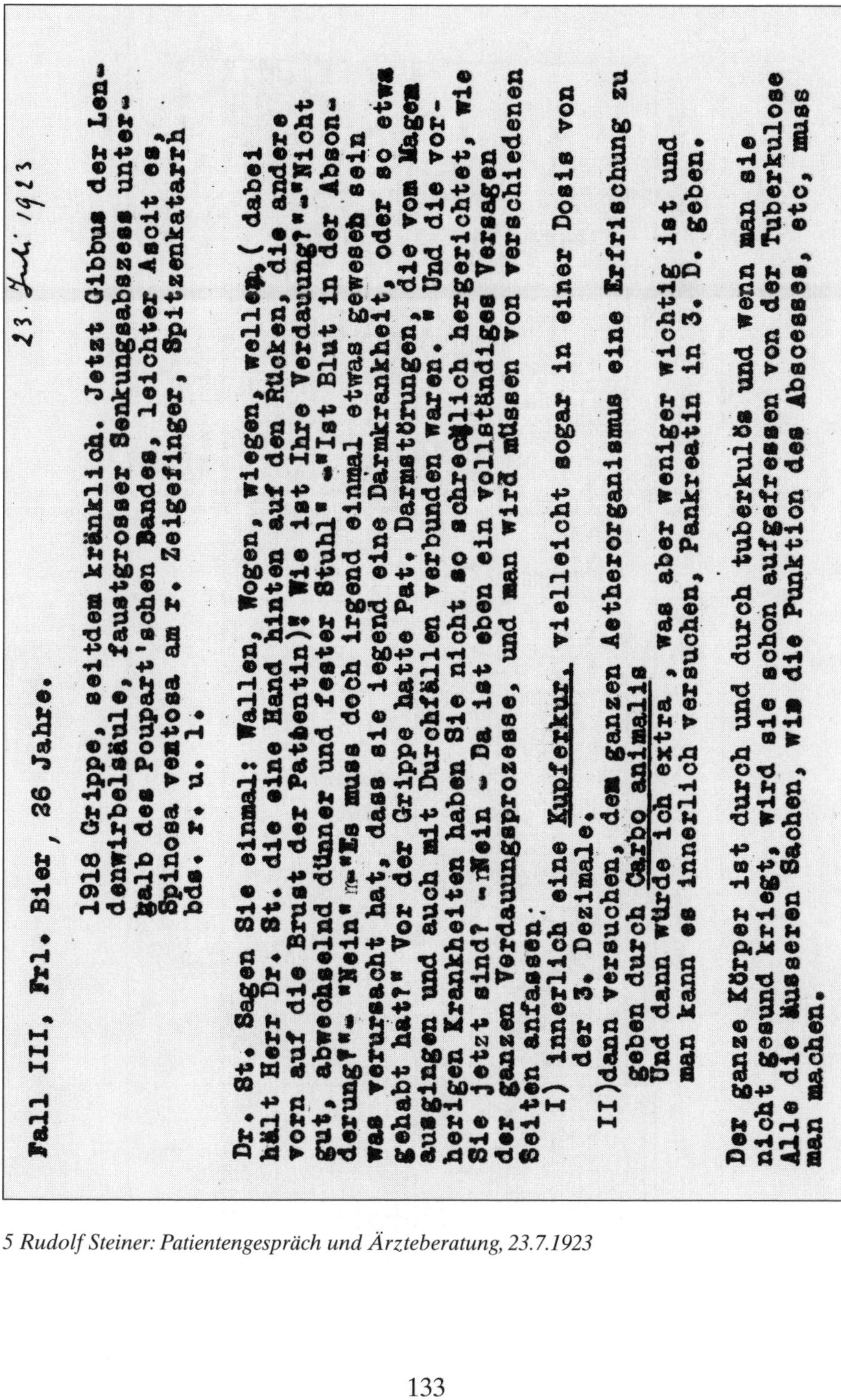

Fall III, Frl. Bier, 26 Jahre. 23. Juli 1923

1918 Grippe, seitdem kränklich. Jetzt Gibbus der Lendenwirbelsäule, faustgrosser Senkungsabszess unterhalb des Poupart'schen Bandes, leichter Ascit es, Spinosa ventosa am r. Zeigefinger, Spitzenkatarrh bds. r. u. l.

Dr. St. Sagen Sie einmal: Wallen, Wogen, wiegen, wellen, (dabei hält Herr Dr. St. die eine Hand hinten auf den Rücken, die andere vorn auf die Brust der Patientin)! Wie ist Ihre Verdauung?"-"Nicht gut, abwechselnd dünner und fester Stuhl" -"Ist Blut in der Absonderung?"- "Nein" -"Es muss doch irgend einmal etwas gewesen sein was verursacht hat, dass sie iegend eine Darmkrankheit, oder so etwa gehabt hat?" Vor der Grippe hatte Pat. Darmstörungen, die vom Magen ausgingen und auch mit Durchfällen verbunden waren. " Und die vorherigen Krankheiten haben Sie nicht so schrecklich hergerichtet, wie Sie jetzt sind? -Nein - Da ist eben ein vollständiges Versagen der ganzen Verdauungsprozesse, und man wird müssen von verschiedenen Seiten anfassen:

I) innerlich eine Kupferkur, vielleicht sogar in einer Dosis von der 3. Dezimale.

II) dann versuchen, dem ganzen Aetherorganismus eine Erfrischung zu geben durch Carbo animalis
Und dann würde ich extra , was aber weniger wichtig ist und man kann es innerlich versuchen, Pankreatin in 3. D. geben.

Der ganze Körper ist durch und durch tuberkulös und wenn man sie nicht gesund kriegt, wird sie schon aufgefressen von der Tuberkulose Alle die äusseren Sachen, wie die Punktion des Abscesses, etc, muss man machen.

5 Rudolf Steiner: Patientengespräch und Ärzteberatung, 23.7.1923

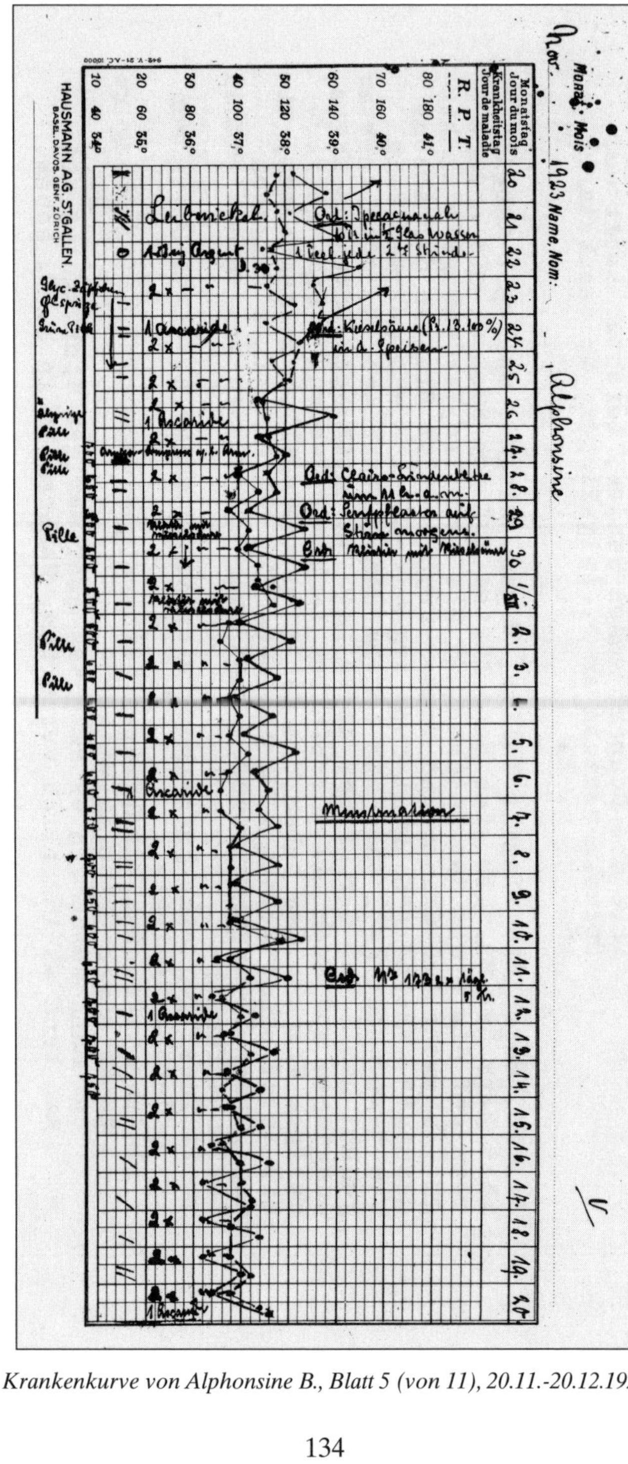

6 Stationäre Krankenkurve von Alphonsine B., Blatt 5 (von 11), 20.11.-20.12.1923

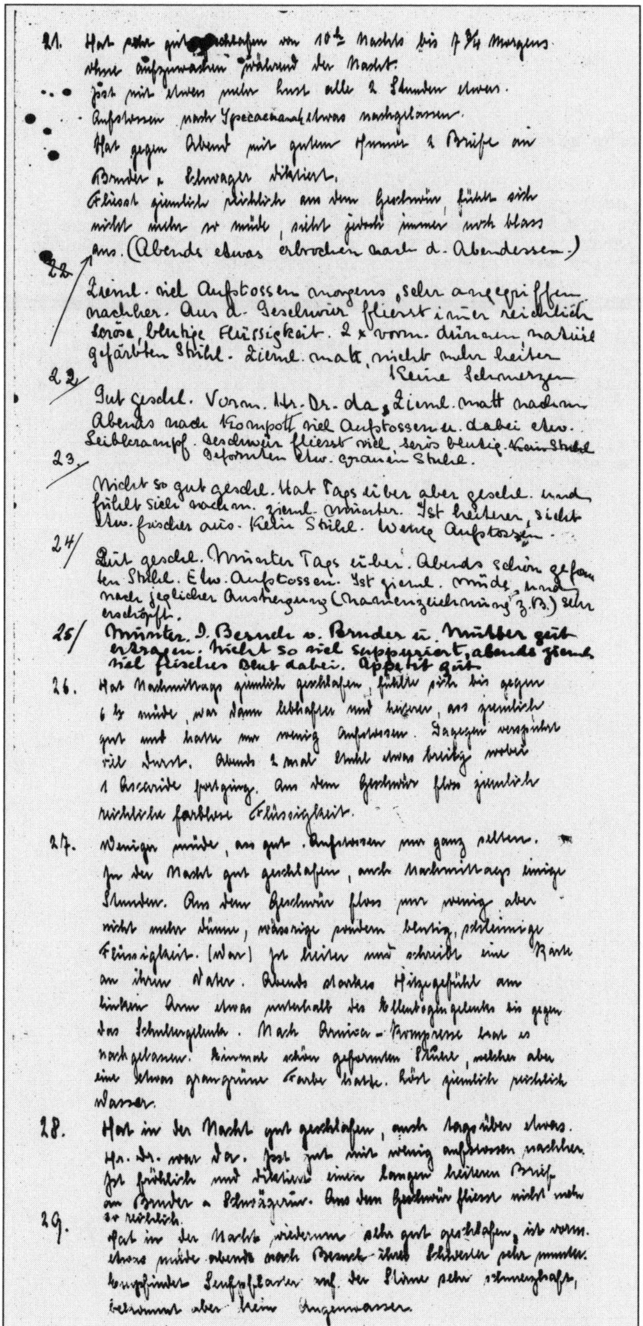
21. Hat sehr gut geschlafen von 10½ Nachts bis 7¾ Morgens ohne aufzuwachen während der Nacht.
Isst mit etwas mehr Lust alle 2 Stunden etwas.
Aufstossen nach Ipecacuanha etwas nachgelassen.
Hat gegen Abend mit gutem Humor 2 Briefe an Bruder u. Schwager diktiert.
Fliesst ziemlich reichlich aus dem Geschwür, fühlt sich nicht mehr so müde, sieht jedoch immer noch blass aus. (Abends etwas erbrochen nach d. Abendessen.)
22. Ziemlich viel Aufstossen morgens, sehr angegriffen nachher. Aus d. Geschwür fliesst immer reichlich seröse, blutige Flüssigkeit. 2 x vorm. dünnen natürl. gefärbten Stuhl. Ziemlich matt, nicht mehr heiter. Keine Schmerzen
22/ Gut geschl. Vorm. Hr. Dr. da, Ziemlich matt nachm. Abends nach Kompott viel Aufstossen u. dabei etw. Leibkrampf. Geschwür fliesst viel, serös blutig. Kein Stuhl
23/ Geformten etw. grauen Stuhl.
Nicht so gut geschl. Hat Tags über aber geschl. und fühlt sich wacher. Ziemlich munter. Ist heiterer, sieht etw. frischer aus. Kein Stuhl. Wenig Aufstossen.
24/ Gut geschl. Munter Tags über. Abends schön geformten Stuhl. Etw. Aufstossen. Ist ziemlich müde, und nach jeglicher Anstrengung (Namenzeichnung z.B.) sehr erschöpft.
25/ Munter. D. Besuch v. Bruder u. Mutter gut ertragen. Nicht so viel suppuriert, abends ziemlich viel frisches Blut dabei. Appetit gut.
26. Hat Nachmittags ziemlich geschlafen, fühlte sich bis gegen 6 h müde, war dann lebhafter und heiterer, ass ziemlich gut und hatte nur wenig Aufstossen. Dagegen verspürte viel Durst. Abends 2 mal Stuhl etwas breiig wobei 1 Ascaride fortging. Aus dem Geschwür floss ziemlich reichliche farblose Flüssigkeit.
27. Weniger müde, ass gut. Aufstossen nur ganz selten. In der Nacht gut geschlafen, auch Nachmittags einige Stunden. Aus dem Geschwür floss nur wenig aber nicht mehr dünne, wässrige sondern blutig, schleimige Flüssigkeit. (War) sehr heiter und schrieb eine Karte an ihren Vater. Abends starkes Hitzegefühl am linken Arm etwas unterhalb des Ellenbogengelenks bis gegen das Schultergelenk. Nach Arnica-Kompresse hat es nachgelassen. Einmal schön geformten Stuhl, welcher aber eine etwas graugrüne Farbe hatte. Löst ziemlich reichlich Wasser.
28. Hat in der Nacht gut geschlafen, auch tagsüber etwas. Hr. Dr. war da. Isst gut mit wenig Aufstossen nachher. Ist fröhlich und diktiert einen langen heiteren Brief an Bruder u. Schwägerin. Aus dem Geschwür fliesst nicht mehr so reichlich.
29. Hat in der Nacht wiederum sehr gut geschlafen, ist vorm. etwas müde, abends nach Besuch ihrer Schwester sehr munter. Empfindet Senfpflaster auf der Stirne sehr schmerzhaft, bekommt aber kein Augenwasser.

7 Bemerkungen der Pflege (Rückseite der 5. Krankenkurve), 21.11.-29.11.1923

21. Nov. 1923.

Sehr geehrter Herr B ,

Ich möchte Ihnen heute mitteilen, dass es Ihrer Schwester seit ein par Tagen weniger gut geht, es ist eine Complication dazu gekommen in dem Sinne, dass sie so, wie es voriges Jahr und vor 2 Jahren im November schon einmal war, plötzlich Temparaturerhöhung bekam und sich allmählich eine kleine Bauchfellentzündung gezeigt hat. Wenn momentan die Sache auch gar nicht bedrohlich aussieht, muss man aber doch bei einem solchen Körper wie der Ihrer Schwester ist, wo der ganze Körper voll mit Eiterbildung war und noch ist, an die Möglichkeit einer Verschlimmerung denken. Der Eiter fliesst auf ganz natürlichem Wege aus der Geschwulst am Bein ab, so dass keine Stockungen entstehen, und momentan ist vor allen Dingen darauf zu sehen, dass man ihre Kräfte durch entsprechende Ernährung soviel wie möglich erhält und sie über dieses Stadium durch sorgfältigste Pflege und Behandlung hinwegbringt. Es wäre aber doch vielleicht einmal gut, wenn Sie Ende der Woche einmal kommen könnten um mündlich noch einiges besprechen zu können.

Mit freundlichem Gruss:

8 Ita Wegman: Brief an den Bruder von Alphonsine B., 21.11.1923 (Briefdurchschlag)

Arlesheim, 22. Nov. 1923.

Frl. B______ : siehe Karte.

Dr. Steiner: Man möchte sie doch schützen gegen diese Infektionen durch leichte Silber-Injektionen, 30. Dezimale. Dadurch ist ~~schon~~ etwas vorgebeugt. Und zwar müsste man die Injektionen so machen : am Rücken in der Höhe des letzten untersten Kreuzbeinwirbels und einmal im Nacken; vielleicht abwechselnd, 2mal am Tage, am Morgen und Abend je einmal (am Hinterkopf müsste man schon 500. Dezimale nehmen). Das Wohlbefinden bei dem Fieber ist ein sehr ungünstiges Zeichen. Gegen die Spulwürmer würde ich doch auch etwas in die Suppe hineingeben von Kieselsäure, so etwa, dass man Salz mit Kieselsäure vermischt, damit der Magen sehr empfindlich wird. Und es wird dadurch etwas die Peristaltik nach der Richtung behoben, dass sie keine Lebensmöglichkeit für die Spulwürmer mehr hat, diese abgehen und sich nicht immer wieder von neuem ansetzen. Es würde dann nur gut sein, dass man ihr, sobald ~~nur~~ ein paar Tage vergangen sind, ihr könnte Klystiere machen von schwachem Chlornatrium und Kieselsäure.

9 Rudolf Steiner: Patientengespräch und Ärzteberatung, 23.7.1923

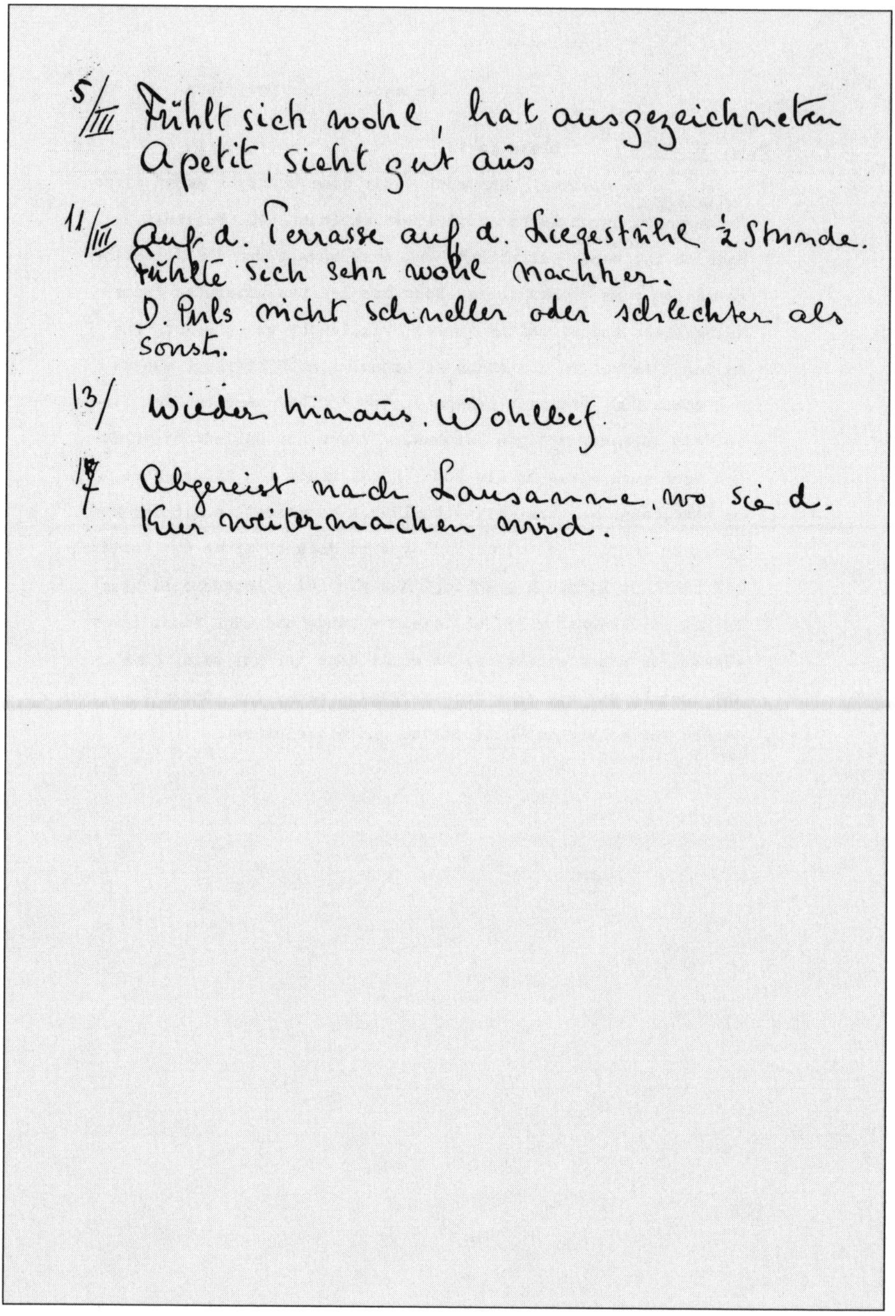
5/III Fühlt sich wohl, hat ausgezeichneten
Apetit, sieht gut aus
11/III Auf d. Terrasse auf d. Liegestuhl ½ Stunde.
Fühlte sich sehr wohl nachher.
D. Puls nicht schneller oder schlechter als
sonst.
13/ Wieder hinaus. Wohlbef.
17 Abgereist nach Lausanne, wo sie d.
Kur weitermachen wird.

10 Bemerkungen der Pflege (Rückseite der 11. Krankenkurve), 5.3.–17.3.1924

6.
Krankengeschichte

Wir hatten einen Patienten mit schweren Heufiebererscheinungen. Derselbe litt schon seit Kindheit darunter. Er kam in unsere Behandlung im 40. Lebensjahr. Für diesen Krankheitszustand haben wir unser «Gencydo»-Präparat. Dasselbe wurde bei dem Patienten in der Zeit angewendet, in der – es war im Mai – die Krankheit am heftigsten auftrat. Wir behandelten den Patienten mit Injektionen und lokal durch Pinselung mit der «Gencydo»-Flüssigkeit in der Nase. Nachdem eine deutliche Besserung zu einer Zeit eingetreten war, in der der Patient in früheren Jahren von den Heufiebererscheinungen noch schwer geplagt wurde, machte derselbe eine Reise und konnte uns von derselben berichten, dass er sich unvergleichlich wohler als in früheren Jahren befand. Im nächsten Jahre war er zur Heufieberzeit wieder auf einer Reise von Amerika nach Europa und hatte nur einen viel leichteren Anfall als früher. Die Wiederholung der Behandlung ergab für dieses Jahr einen durchaus erträglichen Zustand. Um die Heilung gründlich zu machen, wurde die Behandlung auch im nächsten Jahre vorgenommen, trotzdem ein eigentlicher Anfall nicht vorhanden war. Für ein weiteres Jahr schilderte Patient wörtlich seinen Zustand folgendermaßen: «Im Frühling 1923 begann ich die Behandlung wieder, weil ich neue Attacken erwartete. Ich fand, dass meine Nasenschleimhaut weit weniger empfindlich als früher war. Ich musste mich arbeitend aufhalten inmitten von Grasblüten und Pollen-erzeugenden Bäumen. Auch ritt ich den ganzen Sommer hindurch über heiße und staubige Straßen. Aber mit Ausnahme eines einzigen Tages traten keinerlei Symptome von Heufieber den ganzen Sommer auf; ja, ich habe allen Grund, zu glauben, dass der einzige Tag mir nur eine Erkältung brachte und keinen Heuschnupfenanfall. Seit 35 Jahren war dies das erste Jahr, dass ich ungehindert mich aufhalten und arbeiten konnte in einer Umgebung, in der ich in früheren Jahren eine wahre Hölle erlebte.»

Kommentar

Der als „6. Fall" beschriebene Patient wurde offensichtlich nur ambulant gesehen und beraten. Eine entsprechende Ambulanzkarte erhielt sich nicht, lediglich eine handschriftliche Notiz Hilma Walters, der zufolge der Patient Genckdo-Behandlungen in Form von Injektionen, Nasenspülungen und Salben erhalten habe, darüber hinaus nach Angaben Rudolf Steiners Heileurythmie (mit der Lautfolge T S R M A) und Zinnober (D 20).

7.
Krankengeschichte

Kasuistik R. Steiner / I. Wegman

Eine 61-jährige Patientin erscheint in unserer Klinik mit Sklerose und Albuminurie. Der augenblickliche Zustand ist ausgelöst durch eine Influenza mit leichtem Fieber und Magen- und Darmstörungen. Seit dem Influenzaanfall fühlt sich Patientin nicht mehr wohl. Sie klagt über Schwere des Atmens beim Aufwachen, Schwindelanfälle, ein Gefühl von Klopfen in Kopf, Ohren und Händen, das sich besonders beim Aufwachen lästig bemerkbar macht, aber auch beim Gehen und Steigen sich einstellt. Der Schlaf ist gut. Es ist Neigung zur Obstipation vorhanden. Im Urin Eiweiß. Blutdruck 185 mm Quecksilber. Wir gingen zunächst von der Sklerose aus, die an der Übertätigkeit des Astralleibes bemerkbar ist. Der physische Leib und der Ätherleib sind nicht imstande, die volle Tätigkeit des Astralleibes aufzunehmen. Es bleibt in einem solchen Falle eine Übertätigkeit des Astralleibes übrig, die vom physischen und Ätherleibe nicht resorbiert wird. Eine normale feste Haltung der menschlichen Organisation ist nur möglich, wenn diese Resorption eine vollständige ist. Sonst macht sich der nicht resorbierte Teil, wie es hier der Fall ist, durch Schwindel und namentlich durch subjektive Sinnesillusionen, wie Klopfen usw. geltend. Auch ergreift dieser nicht resorbierte Teil die aufgenommenen Substanzen und drängt ihnen Prozesse auf, bevor sie in den normalen Stoffwechsel eingedrungen sind. Das kommt zum Vorschein in der Neigung zur Obstipation und im Eiweißabgang; ebenso in den Magen- und Darmstörungen. Der Blutdruck wird in einem solchen Falle erhöht, weil die Übertätigkeit des Astralleibes auch die Ichtätigkeit erhöht und diese sich im erhöhten Blutdruck offenbart. – Wir behandelten den Fall in der Hauptsache mit unserem «Scleron»; wir fügten nur zur Unterstützung Belladonna in sehr geringer Dosis hinzu, um den Schwindelanfällen auch augenblicklich zu begegnen. Wir gebrauchten Holundertee, um der Verdauung förderlich zu sein, regulierten den Stuhl durch Klistiere und Abführtee und verordneten eine salzlose Diät, weil Salze der Sklerose unterstützend beispringen. Wir erreichten eine verhältnismäßig rasche Besserung. Die Schwindelanfälle gingen zurück, sowie auch das Klopfen. Der Blutdruck ging auf 112 zurück. Das subjektive Befinden besserte sich zusehends. Die Sklerose machte in dem darauffolgenden Jahre keine Fortschritte. Nach einem Jahre kam Patientin wieder mit einem geringeren Grade der Symptome. Durch eine ähnliche Behandlung trat eine weitere Besserung ein; und an der Patientin ist deutlich bemerkbar, nachdem längere Zeit seit der Behandlung verflossen ist, dass die Sklerose keine weitere Degeneration des Organismus hervorruft. Die für die Sklerose charakteristischen äußern Symptome sind in Rückbildung begriffen und das schnelle Altern, von dem Patientin vorher ergriffen war, ist nicht mehr vorhanden.

Kranken- und Therapiegeschichte

Den Klinikunterlagen zufolge wurde die Patientin Miss L. zweimal stationär in Arlesheim behandelt – vom 6.2. bis zum 16.2.1922 (aufgrund einer Influenza-Erkrankung mit Kopfschmerzen, Herzklopfen und gastrointestinalen Beschwerden; Therapie mit Influenzam, Cardiodoron, Schwitzkuren, Waden-Leibwickel und Kamillenklistieren), sowie vom 17.1. bis zum 7.2.1923. Auf diese zweite Klinikbehandlung bezog sich die Falldarstellung von Rudolf Steiner und Ita Wegman.

Drei Wochen vor der ersten stationären Aufnahme im Februar 1922 hatte Ita Wegman Miss L. in der Ambulanz gesehen, und über diese Konsultation kurz notiert: „klagt über periodische Kopfschmerzen, die mit Magen- und Darmstörungen einher gehen; wenig Wasser lösend; Blutdruck 145. Therapie: hohe Klistiere mit Kamillen, Orangenkur, Skleron und Vichy-Wasser." Bereits ein Jahr zuvor, am 22.2.1921 war Ita Wegman einmal von Miss L. aufgesucht worden, damals aufgrund einer Bronchopneumonie („erkrankt plötzlich mit hohem Fieber 39 und Schmerzen auf der rechten Seiten im Rücken. Befund: Dämpfung im unteren rechten Lungenlappen. Beginnende Bronchopneumonie"), die Wegman mit Wickeln, Aconit wallis, Digitalis D3 und Orangen behandelt hatte.

In ihrem Dokumentationsbogen zur stationären Aufnahme der Patientin am 17.1.1923 schrieb Hilma Walter dann unter der Rubrik „Gegenwärtige Erkrankung": „Im Dezember 1922 Influenza mit leichtem Fieber u. hauptsächlich Magen-Darmstörung u. fühlt sich besonders seit dieser Zeit nicht mehr recht wohl: Morgens beim Aufwachen klagte Pat. über Schwere beim Atmen, außerdem ein Gefühl von Klopfen im Kopf, den Ohren u. Händen; auch die war besonders morgens sehr lästig, machte sich aber auch beim Gehen u. Steigen sehr bemerkbar." Hinsichtlich der erweiterten Anamnese und Krankheitvorgeschichte der Patientin notierte Walter: „Als Kind Masern, Scharlach u. Mumps; später viel nervöse Magenbeschwerden; mit 47 J. 2mal Lungenblutung (sehr stark) Klimax! 2mal Neuritis, mehrmals Influenza u. viele Kopfschmerzen in den letzten 3 Jahren." Unter der Rubrik „Besondere Empfindlichkeit" schrieb Walter in der Zeile „Jährliche Schwankungen": „Fühlt sich viel besser im Sommer", in der Zeile „Tag und Nacht": „abends wohler (körperlich); Kopfarbeit am Morgen besser", in der Zeile „Wärme": „liebt die Wärme mehr als die Kälte." Im Hinblick auf die durchgeführte körperliche Untersuchung bzw. die physische Erscheinungen der Patientin hielt Walter u.a. fest, dass Miss L. von „graziler" Konstitution sei, mittelgroß, mit frischer Gesichtsfarbe, aber bedächtiger Bewegungsgestalt. Bezüglich der vegetativen

Anamnese berichtete Miss L. bei der Aufnahme von ihrer Neigung zur Obstipation. Schließlich notierte Hilma Walter den aktuellen Urinbefund im Sinne einer Albuminurie („deutliche Trübung") und bestimmte den vorgefundenen Blutdruck mit „130-125 mmHg".

Hilma Walter vermerkte in der stationären Krankenakte von Miss L. nicht, dass die Patientin von Rudolf Steiner in der Klinik gesehen wurde – auch die (sehr spärlichen) Notate der Krankenschwester geben keinen expliziten Hinweis auf eine entsprechende Konsultation. In einem ihrer Notizbücher aus späteren Jahren, in denen sich Hilma Walter die Angaben Rudolf Steiners zu einzelnen Patienten noch einmal eintrug – mit alphabetischer Ordnung der Patienten –, schrieb sie jedoch: „L. Miss. 61 Jahren. Arteriosklerotische Beschwerden. Schwere beim Atmen, Klopfgefühl im Kopf, Ohren u. Händen. Dr. St: Scleron A-Tabletten 2mal täglich / Belladonna D 16 (?)[33] 2mal tägl 5 Tr / Holundertee tägl. 1 Tasse." Demzufolge hatte Rudolf Steiner Miss L. bereits kurz nach ihrer stationären Aufnahme gesehen (oder Wegman/Walter ohne Konsultation beraten, da er die in Dornach wohnende, anthroposophische Patientin sehr wahrscheinlich gut kannte). Der Stationskurve und den Krankenakten Walters zufolge wurde Miss L. bereits unmittelbar nach ihrer Aufnahme mit Scleron A (2mal täglich eine Tablette), Belladonna D10/D16(?)[34] (2mal täglich 5 Tropfen), Holundertee (täglich eine Tasse), Klistieren, Abführtee, Bädern, Linden-Johannistee und einer salzlosen Diät behandelt. Auf ihrem klinischen Verlaufsbogen notierte sich Hilma Walter am 21.1.1923, dass die vier Tage zuvor aufgenommene Patientin sich subjektiv wohler fühle, aber noch Bettruhe halten müsse; zwei Tage später hieß es bei Walter: „Fühlt sich ganz ordentlich u. ist munter." Wie auch für die folgenden zwei Wochen der stationären Behandlung notierte sich Hilma Walter in mehrtägigen Abständen den Urinbefund der Patientin (mit zurückgehendem, aber weiterhin nachweisbarem Proteinanteil), die Diurese und die Höhe des Blutdrucks (29.1.: 100-105mmHg; 6.2.: 112-115mmHg).[35]

---

[33] – so (mit Fragezeichen in Klammer) in der Eintragung Hilma Walters. – Das genannte Notizbuch erstellte Hilma Walter sehr wahrscheinlich nach einer Durchsicht der entsprechenden Krankenakten von Patienten, die mit Unterstützung Rudolf Steiners behandelt worden waren. In der Krankenakte von Miss. L. aber hatte Hilma Walter die Belladonna-Potenz 1923 in mikrographischer und nicht eindeutiger Schrift eingetragen (D16/D10?), weshalb sie offenbar die spätere Übertragung in ihr Notizbuch mit einem Fragezeichen versah (in der Kurve der Station ist die Belladonna-Medikation überhaupt nicht vermerkt).

[34] Vgl. Anm. 33

[35] Der in der Kasuistik von Steiner/Wegman genannte Wert von 185mmHg findet sich weder in den Aufnahme-, noch in den Krankenunterlagen.

Hilma Walter trug in die Krankenakte ein, dass sie der Patientin im Oktober 1923, acht Monate nach der Entlassung, erneut Scleron-Injektionen gegeben habe, und vermerkte weiter: „April 1924: Patientin fühlte [sich] nach der Injektionskur mit Scleron B im Oktober den ganzen Winter bis jetzt auffallend wohl." – Über die von Steiner/Wegman in ihrer kasuistischen Darstellung angedeutete Nachbehandlung ein Jahr nach dem stationären Aufenthalt *(„Die Sklerose machte in dem darauffolgenden Jahre keine Fortschritte. Nach einem Jahre kam Patientin wieder mit einem geringeren Grade der Symptome. Durch eine ähnliche Behandlung trat eine weitere Besserung ein [...]")* finden sich in den Krankenakten keinerlei Aufzeichnungen. Über die weitere gesundheitliche Entwicklung von Miss L. ist nichts bekannt.

Archivdokumente

1 Ita Wegman: Ambulante Krankenakte von Miss L., 22.2.1921
2 Ita Wegman: Ambulante Krankenakte von Miss L., 14.1.1922
3 Hilma Walter: Aufnahmebogen von Miss L., 17.1.1923 (mit späteren Ergänzungen). Vorderseite
4 Hilma Walter: Aufnahmebogen von Miss L., 17.1.1923 (mit späteren Ergänzungen). Rückseite
5 Stationäre Krankenkurve von Miss L., 17.1.–7.2.1923

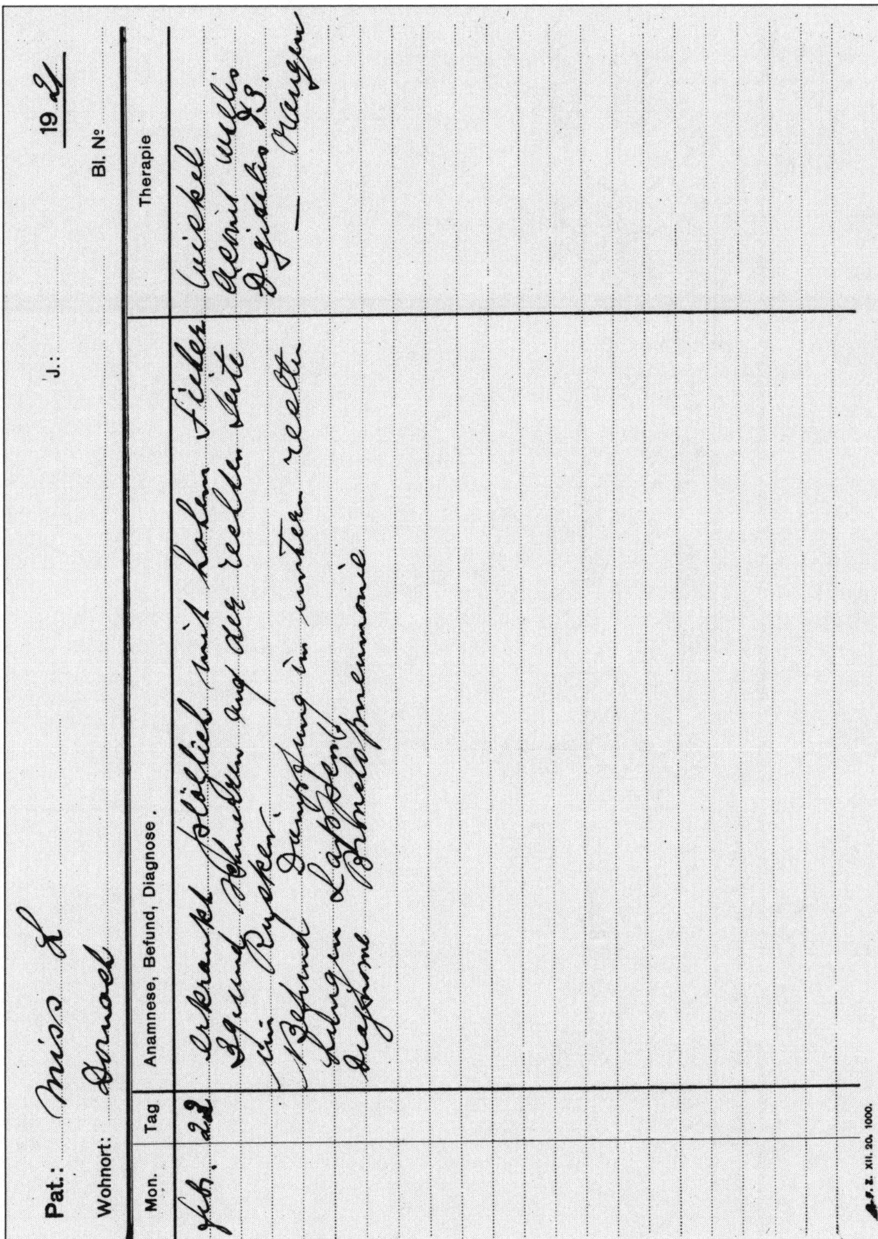

1 Ita Wegman: Ambulante Krankenakte von Miss L., 22.2.1921

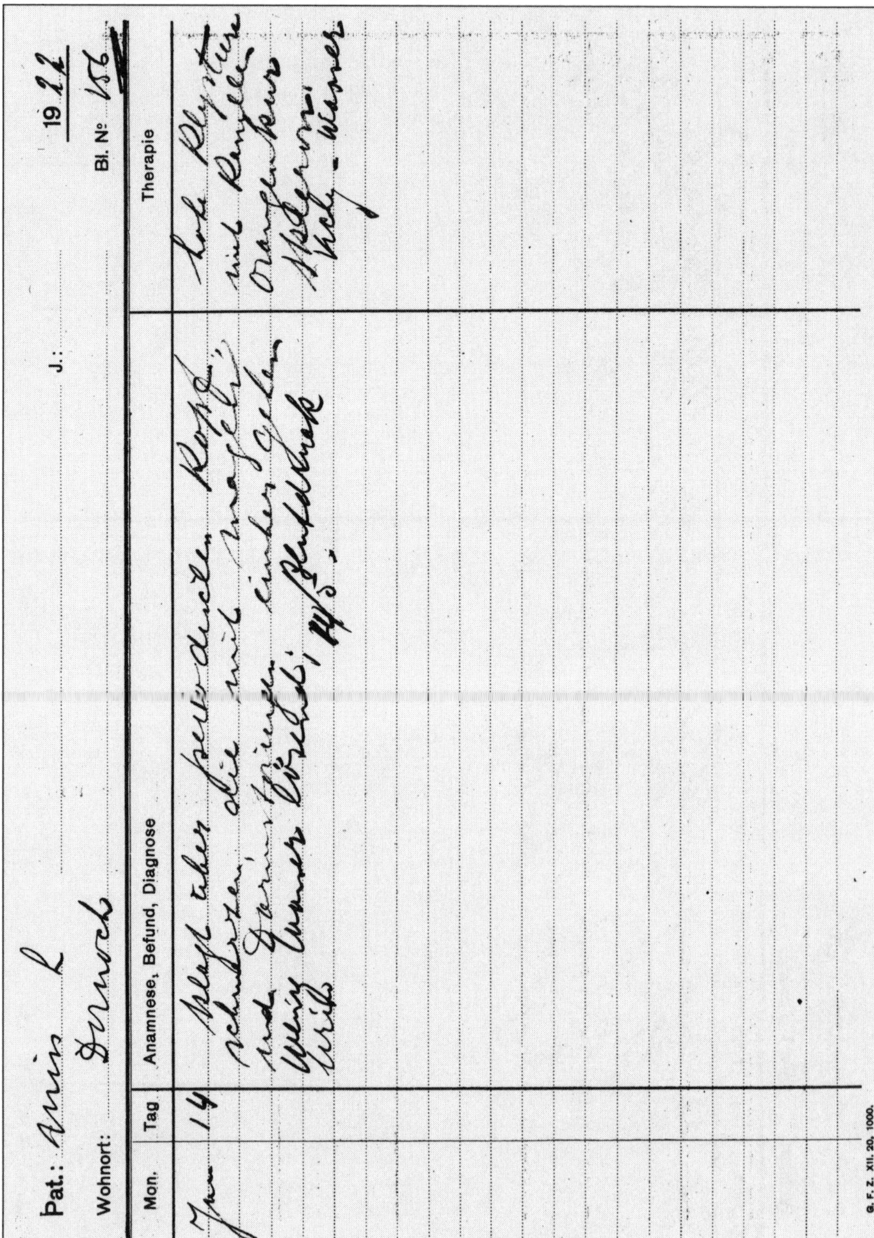

2 Ita Wegman: Ambulante Krankenakte von Miss L., 14.1.1922

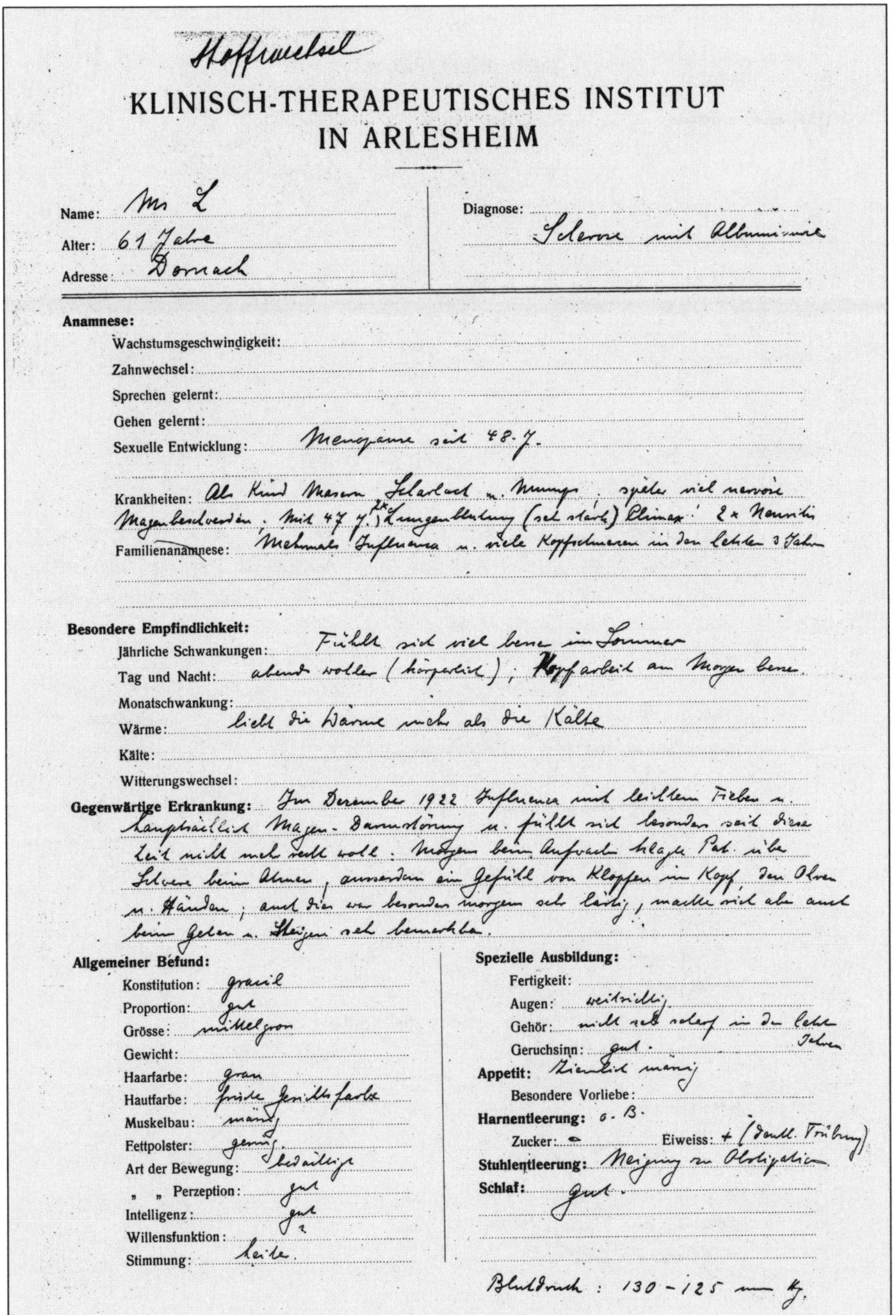
Stoffwechsel

KLINISCH-THERAPEUTISCHES INSTITUT
IN ARLESHEIM

Name: Ms L
Alter: 61 Jahre
Adresse: Dornach

Diagnose: Sclerose mit Albuminurie

Anamnese:
Wachstumsgeschwindigkeit:
Zahnwechsel:
Sprechen gelernt:
Gehen gelernt:
Sexuelle Entwicklung: Menopause seit 48 J.

Krankheiten: Als Kind Masern Scharlach u. Mumps. später viel nervöse Magenbeschwerden. Mit 47 J. 2x Lungenentzündung (sehr stark) Climax. 2x Neuritis
Familienanamnese: Mehrmals Influenza u. viele Kopfschmerzen in den letzten 3 Jahren

Besondere Empfindlichkeit:
Jährliche Schwankungen: Fühlt sich viel besser im Sommer
Tag und Nacht: abends wohler (körperlich); Kopfarbeit am Morgen besser.
Monatschwankung:
Wärme: liebt die Wärme mehr als die Kälte
Kälte:
Witterungswechsel:

Gegenwärtige Erkrankung: Im Dezember 1922 Influenza mit leichtem Fieber u. hauptsächlich Magen-Darmstörung u. fühlt sich besonders seit dieser Zeit nicht mehr recht wohl. Morgens beim Aufwachen klagte Pat. über Schwere beim Atmen, ausserdem ein Gefühl von Klopfen im Kopf, den Ohren u. Händen; auch dies war besonders morgens sehr lästig, machte sich aber auch beim Gehen u. Steigen sehr bemerkbar.

Allgemeiner Befund:
Konstitution: gracil
Proportion: gut
Grösse: mittelgross
Gewicht:
Haarfarbe: grau
Hautfarbe: frische Gesichtsfarbe
Muskelbau: mässig
Fettpolster: gering
Art der Bewegung: lebhaftig
„ „ Perzeption: gut
Intelligenz: gut
Willensfunktion:
Stimmung: heiter

Spezielle Ausbildung:
Fertigkeit:
Augen: weitsichtig
Gehör: nicht sehr scharf in den letzten Jahren
Geruchsinn: gut.
Appetit: Ziemlich mässig
Besondere Vorliebe:
Harnentleerung: o. B.
Zucker: – Eiweiss: + (deutl. Trübung)
Stuhlentleerung: Neigung zu Obstipation
Schlaf: gut.

Blutdruck: 130–125 mm Hg.

3 Hilma Walter: Aufnahmebogen von Miss L., 17.1.1923 (mit späteren Ergänzungen). Vordereite

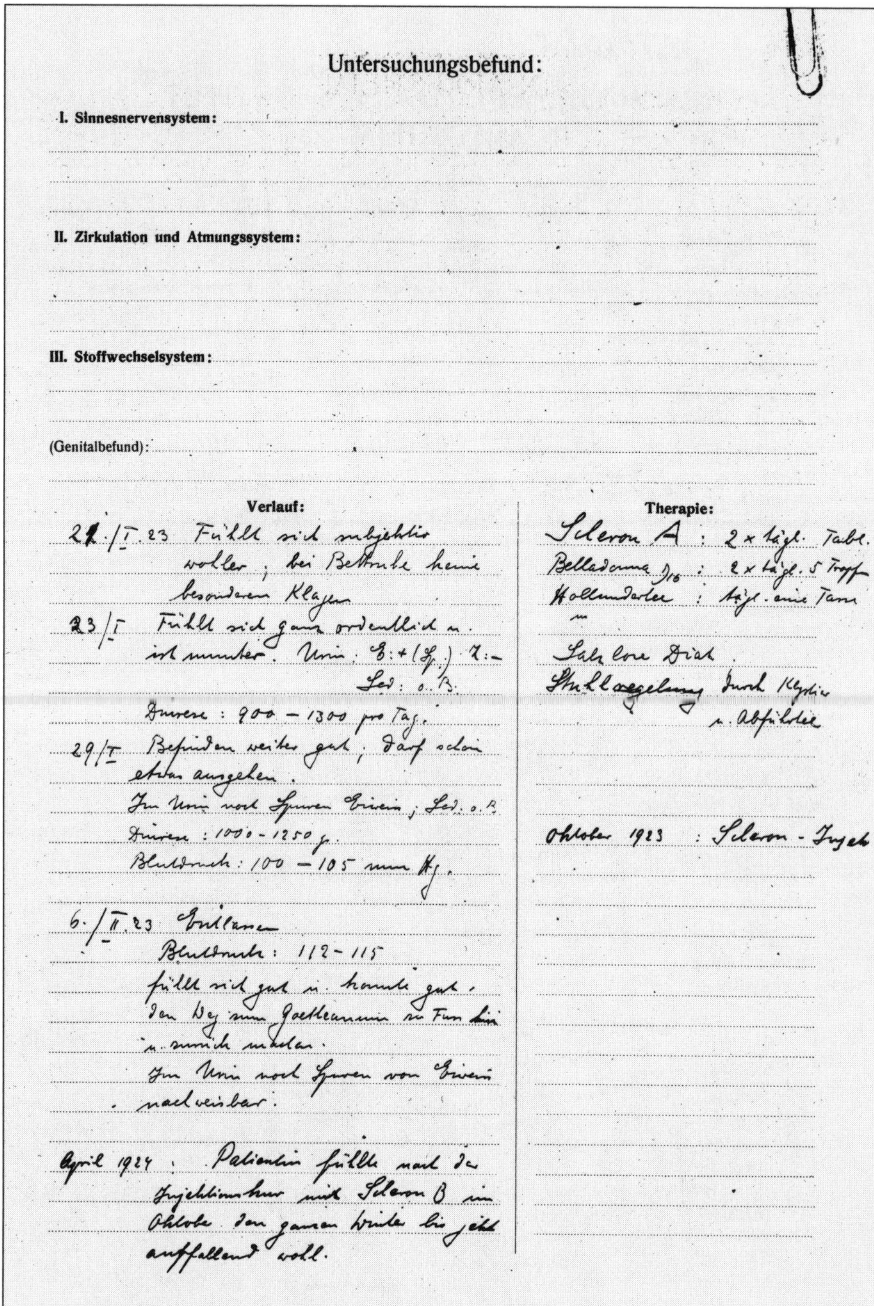

Untersuchungsbefund:

I. Sinnesnervensystem:

II. Zirkulation und Atmungssystem:

III. Stoffwechselsystem:

(Genitalbefund):

Verlauf:	Therapie:
21./I.23 Fühlt sich subjektiv wohler; bei Bettruhe keine besonderen Klagen.	Scleron A: 2 x tägl. Tabl.
	Belladonna D10: 2 x tägl. 5 Tropfen
	Hollundertee: tägl. eine Tasse
23/I Fühlt sich ganz ordentlich u. ist munter. Urin: E: + (Sp.) Z: – Sed: o.B.	Salzlose Diät
Diurese: 900 – 1300 pro Tag.	Stuhlregelung durch Klystier u. Abführtee
29/I Befinden weiter gut; darf schon etwas ausgehen. Im Urin noch Spuren Eiweiß; Sed. o.B.	
Diurese: 1000 – 1250 g.	Oktober 1923: Scleron-Injekt.
Blutdruck: 100 – 105 mm Hg.	
6./II.23 Ambulanz Blutdruck: 112 – 115 fühlt sich gut u. konnte gut den Weg zum Goetheanum zu Fuss hin u. zurück machen. Im Urin noch Spuren von Eiweiß nachweisbar.	
April 1924: Patientin fühlte nach der Injektionskur mit Scleron B im Oktober den ganzen Winter bis jetzt auffallend wohl.	

4 Hilma Walter: Aufnahmebogen von Miss L., 17.1.1923 (mit späteren Ergänzungen). Rückseite

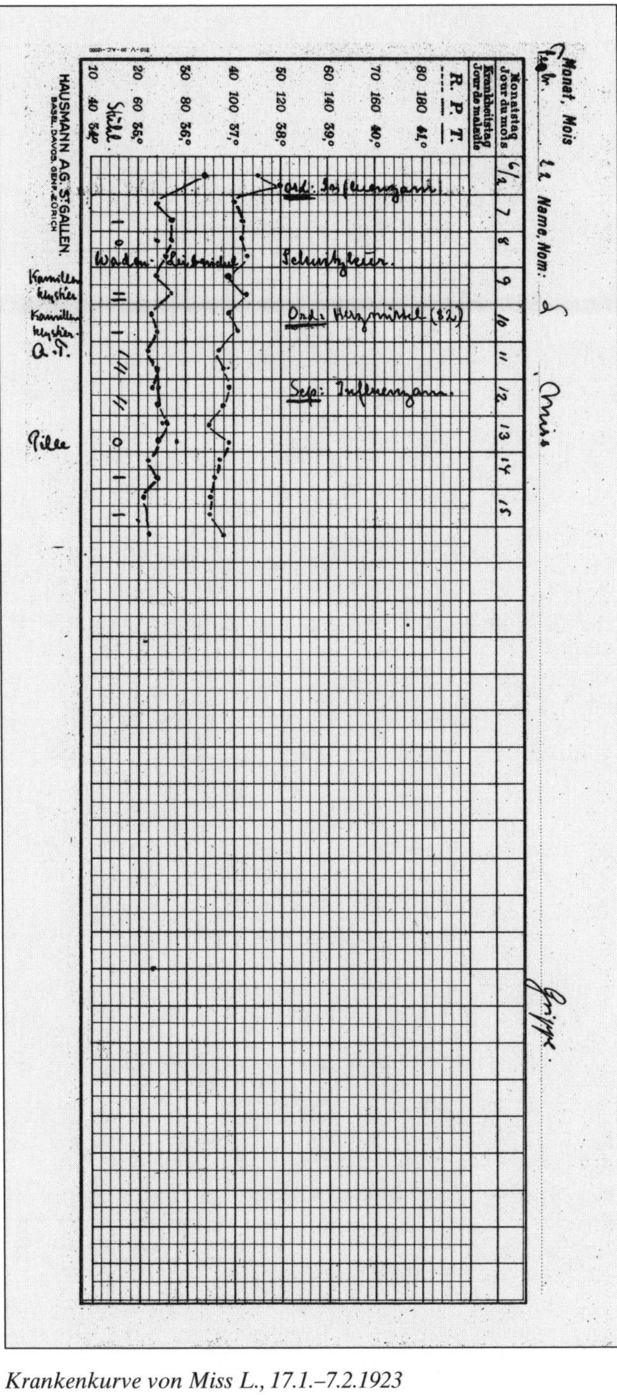

5 *Stationäre Krankenkurve von Miss L., 17.1.–7.2.1923*

8.
Krankengeschichte

Die Patientin kam im 34. Lebensjahre zu uns. Sie stellt den Typus eines Menschen dar, der in seiner seelischen Gesamtverfassung stark von einer gewissen Schwere und inneren Brüchigkeit des physischen Leibes beeinflusst wird. Es scheint, dass jedes Wort, das sie spricht, eine Anstrengung kostet. Außerordentlich charakteristisch ist die Konkavität der Gesamtform des Gesichtes; die Nasenwurzel ist wie etwas, was im Organismus zurückgehalten wird. Die Patientin gibt an, dass sie seit der Schulzeit schon zart und kränklich war. Von eigentlichen Krankheiten hat sie nur leichte Masern durchgemacht. Sie hat immer blasses Aussehen, viel Müdigkeit und schlechten Appetit gehabt. Sie wurde von Arzt zu Arzt geschickt, wobei nacheinander folgende Diagnosen festgestellt wurden: Lungenspitzenkatarrh, Magenkatarrh, Blutarmut. In ihrem eigenen Bewusstsein hatte die Patientin, dass sie weniger körperlich krank sei, dafür aber mehr seelisch.

Wir wollen nun nach diesem Teil der Anamnese den geisteswissenschaftlichen Befund anführen, um nachher an demselben alles Weitere zu prüfen.

Bei der Patientin zeigt sich eine hochgradige Atonie des Astralleibes. Dadurch ist die Ich-Organisation vom physischen und Ätherleib zurückgestaut. Das ganze Bewusstseinsleben ist wie von einer leisen dumpfen Schläfrigkeit durchzogen. Der physische Leib ist den Prozessen ausgesetzt, die von den eingeführten Stoffen herrühren. Dadurch werden diese Stoffe in Teile der menschlichen Organisation umgewandelt. Der Ätherleib wird vom Ich und astralischen Leib in seiner kohärenten Vitalität zu stark herabgedämpft, wodurch die inneren Empfindungen, nämlich das allgemeine Lebensgefühl und das Gefühl der Körperstatik viel zu lebhaft, die Regsamkeit der äußeren Sinne viel zu dumpf werden. Es müssen daher alle körperlichen Funktionen einen Weg nehmen, wodurch sie in Disharmonie zueinander stehen. Es ist nicht anders möglich, als dass bei der Patientin das Gefühl auftritt, sie könne die Funktionen ihres Körpers vom Ich aus nicht zusammenhalten. Das erscheint ihr wie eine seelische Ohnmacht. Deshalb sagt sie, sie sei mehr seelisch als körperlich krank. Steigert sich die Ohnmacht des Ich und astralischen Leibes, so müssen in den verschiedenen Körperteilen Krankheitszustände auftreten, worauf auch die verschiedenen Diagnosen hinweisen. Die Ohnmacht des Ich drückt sich in Unregelmäßigkeiten solcher Drüsen aus, wie Schilddrüse, Nebennieren; ferner in Unregelmäßigkeiten des Magen- und Darmsystems. All dies ist bei der Patientin zu erwarten und tatsächlich zu konstatieren. Ihre Struma und die Verfassung des Magen- und Darmsystems entsprechen ganz dem geisteswissenschaftlichen Befund. Sehr charakteristisch ist das Folgende. Durch die Ohnmacht des Ich und des astralischen Leibes wird ein Teil des Schlafbedürfnisses schon während des Wachens absolviert und es ist daher der Schlaf viel weniger tief als beim normalen Menschen. Das erscheint der Patientin als hartnäckige Schlaflosigkeit. Damit hängt es zusammen, dass sie das Gefühl hat, leicht einzuschlafen und leicht aufzuwachen. Ebenso hängt es zusammen, dass sie viele Träume zu haben glaubt, die aber nicht eigentliche Träume sind, sondern Mischungen von Träumen und Wacheindrücken. Sie bleiben deshalb nicht in der Erinnerung und sind nicht stark erregend, weil die Reizstärke herabgestimmt ist. Die Ohnmacht des Ich äußert sich in den innern Organen zuerst in den Lungen. Lungenspitzenkatarrhe sind eigentlich immer der Ausdruck der schwachen Ich-Organisation. Der durch das Ich nicht vollzogene Stoffwechsel offenbart sich in Rheumatismus. Subjektiv kommt das Ganze zum Ausdruck in der allgemeinen Müdigkeit. Die Menses traten mit 14 Jahren ein; die schwache Ich-Organisation liefert keine genügende Kraftentfaltung, um den in Fluss gekommenen Menstrualprozess wieder zurückzuschrauben. Die Arbeit des Ich bei diesem Zurückschrauben kommt als Empfindung durch jene Nerven zum Bewusstsein, die in der Kreuzbeingegend in das Rückenmark münden. Nerven, durch die nicht genügend die Ströme der Ich-Organisation und des Astralleibes gehen, schmerzen. Patientin klagt über Kreuzschmerzen bei der Periode. Das alles führt auf folgende Art zur Therapie. Wir haben gefunden, dass Colchicum autumnale einen starken Reiz auf den Astralleib ausübt und zwar auf denjenigen Teil, welcher der Hals- und Kopforganisation entspricht. Colchicum autumnale wird daher von uns bei allen denjenigen Krankheiten gegeben, die in der Struma ihr wichtigstes Symptom haben. Wir gaben daher Patientin dreimal täglich 5 Tropfen unseres Colchicumpräparates, wodurch die Strumageschwulst zurückgegangen ist und die Patientin sich erleichtert fühlte. Hat man auf diese Weise den Astralleib gestärkt, so vermittelt er auch eine bessere Funktion des Ich-Organismus, wodurch die Mittel, die auf Verdauungs- und Fortpflanzungsorgane wirken können, im Organismus ihre Kraft erhalten. Wir haben als solches Mittel angewendet Wermutklistiere, die wir mit Öl versetzten, weil Öl im Verdauungstrakt exzitierend wirkt. Wir haben mit diesem Mittel eine bedeutende Besserung erzielt. Wir glauben, dass diese Therapie ihre besonders günstigen Einwirkungen um das 35. Lebensjahr des Menschen entfalten kann, weil zu dieser Zeit die Ich-Organisation eine starke Affinität zu dem übrigen Organismus hat und auch dann, wenn sie schwach ist, leicht angeregt werden kann. Patientin war, als sie zu uns kam, 34 Jahre alt.

Kranken- und Therapiegeschichte

Frau Agnes P., die aus Prag stammte, wurde im Spätherbst/Winter 1923 ambulant im Klinisch-therapeutischen Institut gesehen und behandelt.

Hilma Walter sah die 34jährige Agnes P., die zu einem Besuch in Dornach weilte, im Oktober 1923 in der Klinikambulanz, erhob die Anamnese und führte eine körperliche Untersuchung durch. Auf der Ambulanzkarte notierte Walter im Hinblick auf die Entwicklungs- und Krankheitsvorgeschichte der Patientin: „Als Kind sehr zart u. kränklich seit der Schulzeit; keine eigentlichen Kinderkrankheiten, nur leichte Masern durchgemacht. Immer schlechter Appetit, sehr blasses Aussehen u. viel Müdigkeit; wurde deshalb von Arzt zu Arzt gebracht u. es wurden die verschiedenen Diagnosen gestellt; z.B. Lungenspitzenkatarrhe; Magenkatarrh; Blutarmut. Besonders die Umgebung der Patientin war sehr ängstlich, während die Patientin selbst das Gefühl hatte, mehr seelisch als körperlich krank zu sein. Erste Periode mit 14 Jahren, meist 3 wöchentlich sehr stark u. mit Kreuzschmerzen. – Mit dem 16. Jahr Beginn einer hartnäckigen Schlaflosigkeit, die in den letzten 5 Jahren wesentlich gebessert wurde; kann jetzt meist sofort einschlafen, wird durch Geräusche leicht geweckt, erwacht früh u. ist sofort munter. Viele Träume, die meist nicht deutlich in Erinnerung bleiben u. nicht erregender Natur sind. – Nach dem 20. Jahre mehrmals Lungenspitzenkatarrh, verbunden mit Rheumatismus in den verschiedenen Gelenken." Zu den aktuellen Beschwerden vermerkte Hilma Walter: „Im Rücken, besonders unter d. linken Schulterblatt brennende Schmerzen, die jetzt ärztlicherseits als Nervenschmerzen angesehen wurden. – Außerdem klagt Patientin jetzt noch über Druck in der Schilddrüsengegend mit Atembeschwerden, häufig Herzklopfen bei körperlicher Anstrengung u. leichter Erregung. Meist sehr kalte Füße und Hitze nach dem Kopf. Leichte Ermüdbarkeit der Augen, besonders seit einer Grippe vor 11/2 J." Zu dem von ihr erhobenen körperlichen Untersuchungsbefund hielt Walter fest: „Erhitztes Gesicht; leichter Exophthalmus; Struma. Puls labil, leicht erregt. Herz u. Lunge ohne Befund. Die gebeugte untere Brustwirbelsäule etwas klopfempfindlich u. leichte Druckempfindlichkeit zwischen Schulterblattwinkel u. Wirbelsäule." Schließlich notierte Hilma Walter noch den physiologischen Urinstatus und die ungestörten vegetativen Funktionen („Appetit u. Verdauung gut").

Mit einem anderen Stift und offensichtlich zu einem späteren Zeitpunkt schrieb Hilma Walter in die Therapie-Spalte der Ambulanzkarte „Klistiere u. Blasenspülungen mit Zusatz von Wermut-Öl." Dass diese Empfehlung auf Rudolf Steiner selbst zurückging, betonte Hilma Walter in einem späteren Notizbuch mit Patientenangaben von Rudolf Steiner, in dem es hieß:

P., Frau
Rückenschmerzen; Halsdruck (Schilddrüse) mit Atembeschwerden; Neigung zu Herzklopfen; kalte Füße, heißer Kopf; schnelles Ermüden der Augen.
1.) Colchicum innerlich
2.) Dr. St.: Klistiere u. Blasenspülung mit Zusatz von Wermutöl (wegen hochgradiger Atonie des Astralleibes)
3.) Alternierend, innerlich:
Zinnober D20
Lungenkraut D3

Auch auf der Ambulanzkarte sind die weiteren Medikationen – über die Eintragung „Klistiere u. Blasenspülungen mit Zusatz von Wermut-Öl" hinaus – vermerkt. Die Zinnober und Pulmonaria-Gabe notierte Hilma Walter dort mit Bleistift, während die Colchicin-Medikation von Margarete Bockholt in die Karte eingetragen wurde – sehr wahrscheinlich zu einem späteren Zeitpunkt: „Seit 2 Monaten Colch. innerlich 3mal tgl. 5 Tr. , worauf die Geschwulst zurückging und Pat. sich immer bedeutend leichter fühlte." Mit derselben Feder ergänzte Bockholt die Anamnese Walters auf der Karte, und schrieb bezüglich der gynäkologischen Anamnese: „Periode alle 3 Wochen regelmäßig, sehr stark, 4 Tage lang, nicht sehr große Schmerzen, das letzte Mal schon nach 14 Tagen"; auch vermerkte Margarete Bockholt in Ergänzung von Walters vegetativer Anamnese: „Stuhlgang eher angehalten". – Angesichts der verschiedenen Eintragungen in der Ambulanzkarte ist die Zeitgestalt der Behandlung bzw. der verordneten Medikationen nicht eindeutig zu bestimmen. Ob die Patientin Agnes P. bereits zum Zeitpunkt ihrer Erstvorstellung in Arlesheim und nach Rücksprache mit Rudolf Steiner das Colchicin-Präparat und die Klistiere und Blasenspülungen mit Zusatz von Wermut-Öl bekam, ist nicht deutlich; des weiteren ist unklar, zu welcher Zeit Margarete Bockholt die Patientin sah, und wann mit der Zinnober- und Pulmonaria-Behandlung begonnen wurde[36] (die Rudolf Steiner und Ita Wegman in ihrer Kasuistik nicht erwähnten).

[36] Prinzipiell denkbar erscheint, dass Hilma Walter die Patientin im Oktober untersuchte und nach Rücksprache mit Rudolf Steiner (der im Oktober 1923 an immerhin acht Tagen Patienten in der Klinik sah; vgl. Emanuel Zeylmans van Emmichoven: *Wer war Ita Wegman. Eine Dokumentation.* Band 1. Heidelberg [1] 1990, S. 323) die Behandlung begann, Agnes P. sich dann zur Weihnachtszeit erneut vorstellte (als viele Anthroposophen, auch aus Prag, zur Dornacher Weihnachtstagung kamen), und nun von Margarete Bockholt in der Klinikambulanz gesehen wurde. Zu diesem Zeitpunkt hätte Bockholt dann auf eine zweimonatige Colchicin-Therapie zurückblicken können („Seit 2 Monaten Colch. innerlich 3mal tgl- 5 Tr., worauf die Geschwulst zurückging und Pat. sich immer bedeutend leichter fühlte.")

Aufgrund von Walters weiteren Ambulanzkarten-Eintragungen ist dagegen dokumentarisch gesichert, dass bereits in der zweiten Januarhälfte des Jahres 1924 eine nächste Kontaktaufnahme von Agnes P. mit Walter erfolgte. Am 21.1.1924 notierte Hilma Walter: „Patientin fühlt sich im allgemeinen angeblich kräftiger, ist weniger häufig müde; doch bei Kälte noch immer Rückenschmerzen u. bei Erregung Herzklopfen. Schlaf in letzter Zeit weniger gut; schläft schwer ein u. ist früh wieder wach. Auch haben die Träume ihren leichten Charakter verloren. Mitte November Sturz u. Stoss mit Beule am rechten Hinterkopf, kurze Bewusstlosigkeit ohne Erbrechen. Seit Mitte Dezember Neigung zu Schwindel, was sich jetzt allmählich wieder etwas bessert.“

Archivdokumente

1 Hilma Walter: Ambulante Krankenakte von Agnes P., Oktober 1923 (mit späteren Eintragungen von H. Walter und Ergänzungen von M. Bockholt). Vorderseite
2 Hilma Walter: Ambulante Krankenakte von Agnes P., Oktober 1923 (mit späteren Eintragungen von H. Walter und Ergänzungen von M. Bockholt). Rückseite

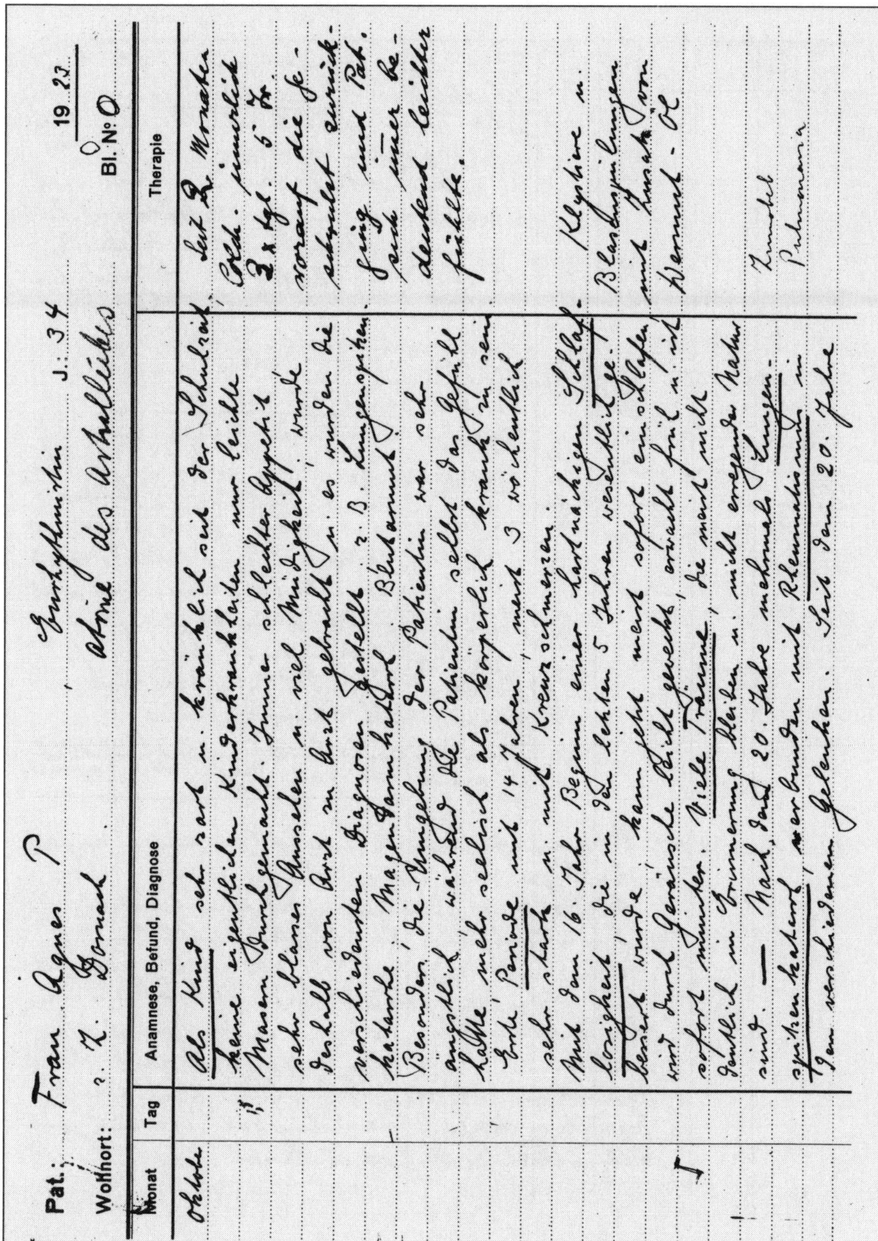
Pat.: Frau Agnes P, Eurhythmistin J.: 34 19 23

Wohnort: z. Z. Dornach. Atrine des Arkalleibes Bl. No 0

Monat	Tag	Anamnese, Befund, Diagnose	Therapie
Oktober		Als Kind sehr zart u. kränklich seit der Schulzeit, keine eigentlichen Kinderkrankheiten nur leichte Masern durchgemacht. Immer schlechter Appetit sehr blasses Aussehen u. viel Müdigkeit; wurde deshalb von Arzt zu Arzt gebracht u. es wurden die verschiedensten Diagnosen gestellt z. B. Lungenspitzenkatarrh, Magendarmkatarrh, Blutarmut. Besonders die Umgebung der Patientin war sehr ängstlich, während die Patientin selbst das Gefühl hatte, mehr seelisch als körperlich krank zu sein. Erste Periode mit 14 Jahren, meist 3 wöchentlich sehr stark u. mit Kreuzschmerzen.	Seit 2 Monaten Cold. innerlich 3 x tgl. 5 Tr. worauf die Geschwulst zurückging und Pat. sich immer bedeutend leichter fühlte.
		Mit dem 16. Jahr Beginn einer hartnäckigen Schlaflosigkeit, die in den letzten 5 Jahren wesentlich gebessert wurde; kann jetzt meist sofort einschlafen, wird durch Geräusche leicht geweckt, erwacht früh u. ist sofort munter. Viele Träume, die meist nicht deutlich in Erinnerung bleiben u. nicht erregender Natur sind. — Nach dem 20. Jahre mehrmals Lungenspitzenkatarrh, verbunden mit Rheumatismus in den verschiedenen Gelenken. Seit dem 20. Jahre	Klystiere u. Blasenspülungen mit Zusatz von Wermut-Öl Zinnober Pulmonaria

1 Hilma Walter: Ambulante Krankenakte von Agnes P., Oktober 1923 (mit späteren Eintragungen von H. Walter und Ergänzungen von M. Bockholt). Vorderseite

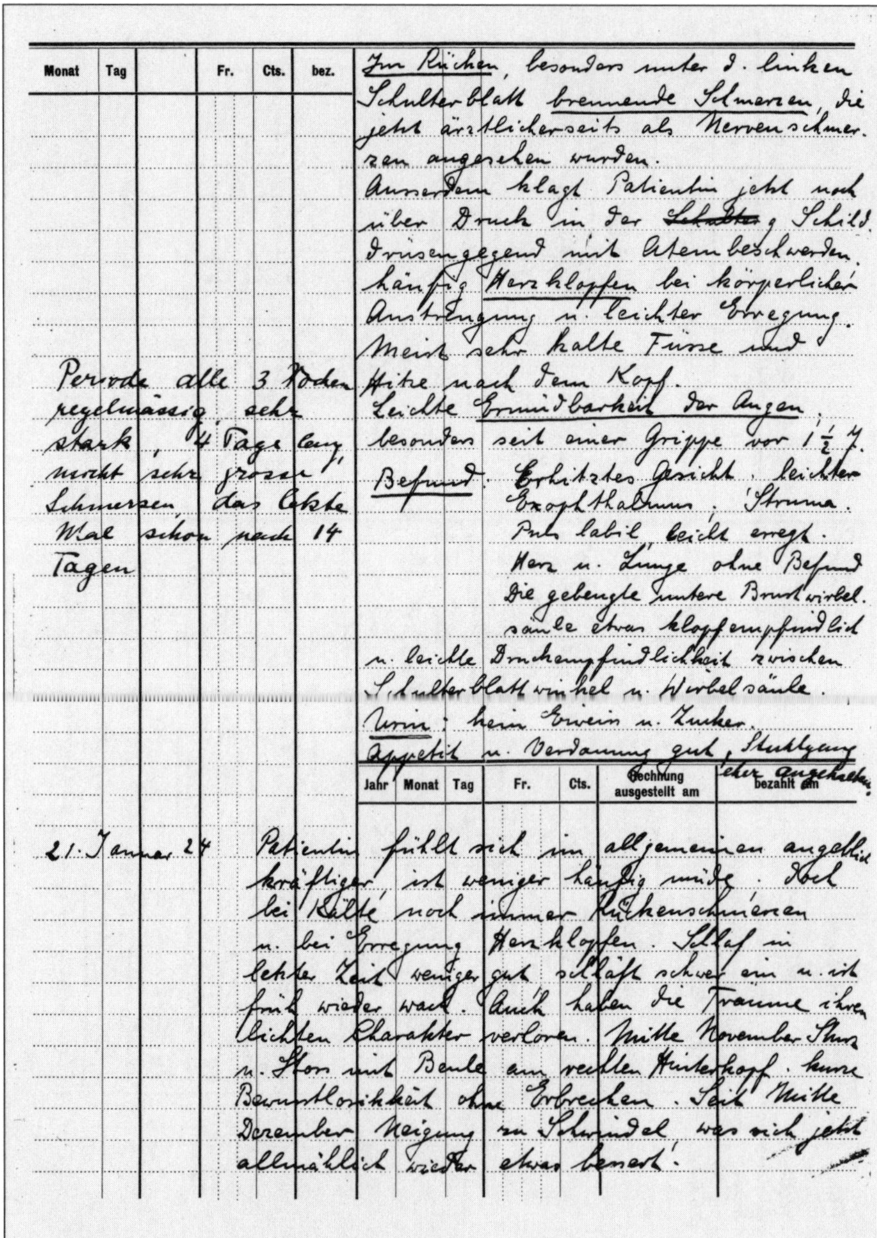

Monat	Tag		Fr.	Cts.	bez.	
Periode alle 3 Wochen regelmässig, sehr stark, 4 Tage lang, macht sehr grosse Schmerzen, das letzte Mal schon nach 14 Tagen						Im Rücken, besonders unter d. linken Schulterblatt brennende Schmerzen, die jetzt ärztlicherseits als Nervenschmerzen angesehen wurden. Ausserdem klagt Patientin jetzt noch über Druck in der ~~Schulter~~ Schilddrüsengegend mit Atembeschwerden. häufig Herzklopfen bei körperlicher Anstrengung u. leichter Erregung. Meist sehr kalte Füsse und Hitze nach dem Kopf. Leichte Ermüdbarkeit der Augen, besonders seit einer Grippe vor 1½ J. Befund: Erhitztes Gesicht. leichter Exophthalmus. Struma. Puls labil, leicht erregt. Herz u. Lunge ohne Befund. Die gebeugte untere Brustwirbelsäule etwas klopfempfindlich u. leichte Druckempfindlichkeit zwischen Schulterblattwinkel u. Wirbelsäule. Urin: kein Eiweiss u. Zucker. Appetit u. Verdauung gut, Stuhlgang eher angehalten.

Jahr	Monat	Tag	Fr.	Cts.	Rechnung ausgestellt am	bezahlt am

21. Januar 24 Patientin fühlt sich im allgemeinen angeblich kräftiger, ist weniger häufig müde. Übel bei Kälte noch immer Rückenschmerzen u. bei Erregung Herzklopfen. Schlaf in letzter Zeit weniger gut, schläft schwer ein u. ist früh wieder wach. Auch haben die Träume ihren lichten Charakter verloren. Mitte November Sturz u. Stoss mit Beule am rechten Hinterkopf. kurze Bewusstlosigkeit ohne Erbrechen. Seit Mitte Dezember Neigung zu Schwindel, was sich jetzt allmählich wieder etwas bessert.

2 Hilma Walter: Ambulante Krankenakte von Agnes P., Oktober 1923 (mit späteren Eintragungen von H. Walter und Ergänzungen von M. Bockholt). Rückseite

9.
Krankengeschichte

Die Patientin kam mit 55 Jahren zu uns. Sie gibt an, ein zartes und schwächliches Kind gewesen zu sein; in der Kindheit Masern, Scharlach, Windpocken, Keuchhusten und Mumps gehabt zu haben. Die Menses traten mit 14-15 Jahren auf. Die Blutungen waren von Anfang an sehr stark und schmerzhaft. Im 40. Lebensjahre wurde eine Totalexstirpation wegen einer Geschwulst im Unterleibe vollzogen. Die Patientin gibt ferner an, dass sie alle drei bis vier Wochen seit dem 35. Jahre einen dreitägigen migräneartigen Kopfschmerz gehabt, der sich im 46. Jahre zu einer drei Tage dauernden, mit Bewusstlosigkeit verbundenen Kopfkrankheit verstärkte. – Der gegenwärtige geisteswissenschaftliche Befund ist: allgemeine Schwäche der Ich-Organisation, die sich darin äußert, dass die Tätigkeit des Ätherleibes nicht genügend von der Ich-Organisation abgelähmt wird. Dadurch entsteht eine Ausbreitung der vegetativen organischen Tätigkeiten über das Kopf- und Nerven-Sinnes-System, die in einer solchen Stärke bei normaler Ich-Organisation nicht vorhanden ist. Mit diesem Befund stimmen gewisse Symptome zusammen. Ein erstes ist ein häufiger Urindrang. Derselbe rührt davon her, dass dem normal entwickelten Astralleib, welcher die Nierenabsonderung regelt, keine sie normal zurückhaltende, genügend starke Ich-Organisation gegenübersteht. Ein zweites Symptom ist das späte Einschlafen und das müde Aufwachen. Der Astralleib geht schwer aus dem physischen und Ätherleib heraus, weil das Ich ihn nicht genügend stark herauszieht. Ist das Aufwachen erfolgt, so wird die vitale Tätigkeit, die aus dem Schlafe nachwirkt, wegen des schwachen Ichs als Ermüdung empfunden. Ein drittes Symptom sind die wenigen Träume. Die Ich-Organisation prägt dem Astralleibe nur schwache Bilder ein, die sich nicht in lebhaften Träumen äußern können.

Diese Erkenntnisse führen uns zur folgenden Therapie: wir mussten der Ich-Organisation den Weg zum physischen und Ätherleibe bahnen. Wir taten es durch 2% Kleesalzkompressen auf die Stirn des Abends und Umschläge mit 7% Urtica dioica-Lösung des Morgens am Unterleib, mit 20% Lindenblütenlösung des Mittags an den Füßen. Dadurch soll erreicht werden, dass während der Nacht die vitale Tätigkeit abgeschwächt werde; das Kleesalz, das im Organismus die Funktion der Unterdrückung einer zu großen vitalen Tätigkeit ausübt, bewirkte dieses. Morgens mussten wir dafür sorgen, dass die Ich-Organisation den Weg in den physischen Leib findet. Dies geschieht durch eine Anregung der Blutzirkulation. Die Eisenwirkung der Brennessel ist zu diesem Zwecke angewendet worden. Es blieb also noch übrig, im Laufe des Tages die Durchdringung des physischen Körpers mit der Ich-Organisation zu fördern. Das geschah durch die ableitende Zugwirkung der Lindenblüte am Mittag. Nun traten bei der Patientin die geschilderten Kopfschmerzen mit ihrer Steigerung im 46. Lebensjahre auf. Diese Kopfschmerzen mussten wir in Zusammenhang bringen mit der durch die Exstirpation ausfallenden Periode und die Steigerung mit Bewusstlosigkeit für ein Kompensationssymptom des Klimakteriums. Wir versuchten zunächst Besserung zu erzielen mit Antimon. Dasselbe hätte die Besserung erzeugen müssen, wenn der allgemeine, unter der Regulierung der Ich-Organisation stehende Stoffwechsel in Betracht gekommen wäre. Die Besserung wurde dadurch nicht erzielt. Es war dadurch der Beweis erbracht, dass der relativ selbständige Teil der Ich-Organisation, der vorzüglich die Fortpflanzungsorgane reguliert, in Betracht kommt. Dafür sehen wir in der Wurzel der Potentilla-Tormentilla bei sehr starker Verdünnung ein Spezifikum, und in der Tat, dies wirkte.

Kranken- und Therapiegeschichte

Miss Elisabeth S. aus Kensington (England) war offenbar zu drei stationären Behandlungen in Arlesheim – in der Zeit vom 29.5. bis zum 27.6.1923, vom 14.4. bis zum 14. 7.1924, schließlich vom 3.9. bis zum 27.12.1924. Auf die erste, vierwöchige Behandlungszeit vom Frühsommer 1923 (sowie auf ambulante Vorkontakte vom Herbst 1922) bezog sich die kasuistische Darstellung von Steiner/Wegman im engeren Sinne.

In ihrem Aufnahmebogen der Patientin vermerkte Hilma Walter am 29. Mai 1923 in der Rubrik „gegenwärtige Erkrankung“: „Mit 40 J. Eierstockgeschwulst operativ entfernt (Totalextirpation), seitdem keine Blutungen mehr u. 2 J. lang Wohlbefinden. Dann (1914) durch Sonnenstich (?) drei Tage lang ein Zustand von Bewusstlosigkeit. – Mit 25 J. Herzmuskelschwäche. Mit 35J. infolge Überanstrengung und Kopfarbeit viel Kopfschmerzen. Nach der Unterleibsoperation Besserung der Kopfschmerzen; aber so ungefähr in Abständen von 3-4 Wochen hat Pat. doch meist noch einen Migräneanfall, der dann volle drei Tage dauert. – Herbst 1922 nach Angaben von Herrn Dr. St. folgende Behandlung: innerlich: Tartarus stib. D3 2mal 5Tropfen. Äußerlich: [kein Eintrag]. Danach angeblich keine wesentliche Besserung. Vor d. Aufnahme in d. Klinik mehrere Wochen während einer Reise in Italien, jedoch frei von Kopfschmerzen gewesen. – Seit 14 Tagen neuerdings auch etwas Hautjucken.“ In ihrer erweiterten Anamnese zur Krankheitsvorgeschichte und Entwicklung der Patientin hielt Hilma Walter fest, dass Mrs. S. ein „sehr zartes“ Kind gewesen sei und mit 7 Jahren „fast alle“ Kinderkrankheiten durchgemacht habe: Masern, Scharlach, Windpocken, Keuchhusten und Mumps. „Erste Menses mit 13-14 J., Blutungen stark u. schmerzhaft.“ Alle Familienmitglieder seien „sehr zart u. nervös“. Bezüglich des Erscheinungsbildes der Patientin erwähnte Walter den leicht deprimierten Stimmungsausdruck und die geringgradig reduzierte Hörfähigkeit. Im Hinblick auf die vegetative Anamnese notierte sie: „Etwas häufiges Wasserlassen. Etwas Neigung zu Obstipation. Braucht etwas lange zum Einschlafen, schläft dann ziemlich gut, träumt wenig; aber Morgen aber müde.“[37]

---

[37] In einer späteren Notizbucheintragung schrieb Walter über die somatische Problematik der Patientin in kurzer Zusammenfassung: „ S., Miss. 54 J. Seit d. 35 Jahr Anfälle von heftigen Kopfschmerzen: alle 3-4 Wochen, 3 Tage lang; lokalisiert in der r. Kopfhälfte, vom Auge bis in den Hinterkopf. – Mit 40 Jahren wegen Geschwulst u. Blutungen Uterus u. rechtes Ovar entfernt; seitdem immer nervenschwach. Ist früh ergraut; schweres Aufwachen am Morgen.“

Auch auf eine Ambulanzkarte trug Hilma Walter ihr Aufnahmegespräch vom 29. Mai 1923 – zumeist mit denselben Formulierungen wie auf dem Aufnahmebogen – ein. Hier vermerkte sie jedoch, dass der Kopfschmerz der Patientin rechtsseitig lokalisiert sei und vom Auge ausgehe – sowie Rudolf Steiners detaillierte Behandlungsempfehlung, die offenbar ein dreiviertel Jahr zuvor erfolgt war (keine entsprechenden Dokumente vorhanden):: „Im Herbst 1922 wurden verordnet: Kleesalzkompressen 7-8% auf die Stirn (abends); Umschläge von 7-8% Brennnessellösung am Unterleib (morgens); Fußumschläge von 20% iger Lindenblütenlösung (mittags). Innerlich: Tartarus stib. D6 (nach Dr. Steiner)."

Die äußerlichen Anwendungen, die Rudolf Steiner im Herbst 1922 angeraten hatte, wurden auch nach der stationären Aufnahme der Patientin Ende Mai 1923 täglich durchgeführt. Darüber hinaus erhielt Miss S. tgl. 3mal 5Tr. Tartarus stibiatus D3, Brennnessel-Bäder und Abwaschungen mit Brennnesseln sowie – nach einer neuerlichen, tagelang anhalten Migräne-Attacke – Ferrum met. D6 (zweimal tgl., ab dem 25.6.1923 und nach Verweigerung von Biodoron/Kephalodoron – „Seit 2 Tagen heftige Kopfschmerzen. Biodoron wird verweigert. Äußerste Ruhe u. Wärme für den Kopf wird als wohltätig empfunden." Pflegebericht, 23.6.). Ab Anfang Juni wurde Miss S. zudem heileurythmisch behandelt und erhielt ab dem 13.7. zusätzlich Chinin D3, 2mal tgl. 5 Tr.

Mitte Juli 1923 kam eine erneute Migräne-Attacke. In den Pflege-Bemerkungen dieser Tage wurde notiert: „17.7.: Mit Kopfschmerzen erwacht. [...] Den ganzen Tag über starke Kopfschmerzen. Wärme wird angenehm empfunden; 18.7.: Noch immer starke Kopfschmerzen. Glaubt, [Präp.] Nr. 100 (Eisen) bekomme ihr nicht gut. Nimmt überhaupt nicht gerne Medikamente ein. 18.7. Gegen Mittag haben sich die Kopfschmerzen gebessert. Am Abend Fußbad mit Senf. 19.7. Noch etwas Kopfschmerzen am Morgen."

Rudolf Steiner sah Miss S. am 16. Juli – in der Zeit der akuten Migräne-Attacke – und empfahl die künftige Gabe von Potentilla tormentilla. Hilma Walter notierte unter dem Datum dieses Tages: „Da die Kopfschmerzen periodisch alle 3-4 Wochen aufzutreten scheinen, wird verordnet, einige Tage bevor die Kopfschmerzen eintreten wollen, innerlich Potentilla tormentilla." Mrs. S. erhielt Tormentilla D5 2mal tgl. 5 Tr. ab dem 17.7. – unter vorübergehendem Aussetzen der Eisen- und Chinin-Medikation – für mehrere Tage und sehr wahrscheinlich mit der Anweisung, das Präparat ca. drei Wochen später (d.h. vor dem Auftreten der nächsten Migräne-Atacke) wieder zu nehmen. Sie verließ die Klinik am 26.7.1923 („Ist viel heiterer und mitteilsamer, hat in den letzten Tagen nichts zu klagen gehabt.").

Ein dreiviertel Jahr später, Anfang April 1924, notierte Hilma Walter auf der Ambulanzkarte über den weiteren Verkauf: „Patientin war vom 27. Juli 1923 bis jetzt zuhause in England; fühlte sich dort recht gut u. hat jetzt 4 Monate lang keine Kopfschmerzen mehr gehabt. Ausser etwas Rheumatis im Rücken keine besonderen Beschwerden; Patientin sieht sehr wohl aus." Dennoch wurden noch Mitte April 1924 und Anfang September 1924 erneute Hospitalisationen notwendig – oder von der Patientin erbeten (die von der Klinik aus regelmäßig Rudolf Steiners Vorträge besuchte[38]).

Bei der Wiederaufnahme am 14. April 1924 standen die rheumatischen Schmerzen von Mrs. S. offenbar im Vordergrund der Beschwerdesymptomatik (Aufnahme- oder Verkaufsunterlagen von H. Walter existieren über diese zweite stationäre Aufnahme ebenso wenig wie über die Wiederaufnahme im September). Die Patientin erhielt – abgesehen von den wiederum täglich durchgeführten äußeren Anwendungen (mit Kleesalz, Brennnessel und Lindenblüten) – im wesentlichen Arnicabäder, Einreibungen des Rückens mit Arnica und (ab dem 5.5.) Birkenblättertee mit Honig. Rudolf Steiner sah Mrs. S. nachweislich am 14.5.1924 („bei Herrn Dr."; Pflegenotiz) und empfahl (neben dem Wiederansetzen von Tartarus stib. D3 [später: D6] sowie Carbo ligni betulae):

1. Sitzbäder mit Kieselsäure in Verbindung mit phosporsaurem Kalk (klinisch verwendet wurde in der Folgezeit 1 Esslöffel Calciumphosphat und 30g Equisetum pro Sitzbad)
2. Einreiben des Rückens mit Calciumphosphat
3. Beinumschläge mit Calciumphosphat, wobei die vordere Seite des Oberschenkels und die Wadenseite des Unterschenkels für zwei Stunden bedeckt werden sollte

In den folgenden Wochen besserten sich die Schmerz-Beschwerden der Patientin den Pflegeaufzeichnungen zufolge langsam. In der letzten Maiwoche (ab dem 26.5.), in der letzten Juniwoche (ab dem 26.6.) und vier Wochen später (ab dem 26.7.) traten jedoch erneut schwere Migräne-Attacken auf, deren letzte nach einer erneuten Konsultation Dr. Steiners (am 28.6.) zusätzlich zu Potentilla D2 auch mit heißen Arnikafußwickeln sowie Lavendel behandelt wurden („30.6. Kopf besser, heiße Fußwickel haben gut getan. Lavendelwas-

[38] Im April und September 1924 hielt Rudolf Steiner große Vortragskurse am Goetheanum; Steiners Ostervorträge begannen am 19. April (fünf Tage nach der Wiederaufnahme von Miss S.), die Septemberkurse am 5.9.1924 (zwei Tage nach der erneuten stationären Aufnahme von Miss S.).

ser wurde wohltuend empfunden.“ Pflegenotiz). In ihrer komplexen Schmerzsituation tendenziell stabilisiert und innerlich gefestigt reiste Miss S. am 14.7.1924 nach England zurück.

Beim letzten nachgewiesenen Klinikaufenthalt von Miss S. in Arlesheim (3.9.–27.12.1924), der erneut von attackenweise auftretenden und mehrtägig anhaltenden Kopfschmerzen sowie Rückenschmerzen, gastrointestinalen Beschwerden, Blasenschmerzen und Zahnfleischentzündungen bestimmt war, lag die Behandlung sehr wahrscheinlich in den alleinigen Händen Hilma Walters – Ende September war Rudolf Steiner selbst erkrankt und Ita Wegman seit dieser Zeit zu seiner Behandlung und Pflege am Goetheanum. Auch zu Beginn der dritten stationären Therapie wurden die differenzierten äußeren Anwendungen wieder aufgenommen (s.o.), und die Migränezustände im wesentlichen mit Potentilla, Senffußbäder, Senfpflastern und Lavendel behandelt. Ihr rezidivierender Charakter aber blieb offensichtlich weitgehend erhalten. Nach dem Besuch der Eurythmievorstellungen und Oberuferer Weihnachtsspiele kehrte Mrs. S. am 27.12.1924 nach England zurück. Über ihr weiteres gesundheitliches Ergehen ist nichts bekannt.

Archivdokumente

1 Hilma Walter: Ambulante Krankenakte von Miss Elisabeth S., 29.5.1923 (mit späteren Eintragungen). Vordereite
2 Hilma Walter: Ambulante Krankenakte von Miss Elisabeth S., 29.5.1923 (mit späteren Eintragungen). Rückseite
3 Hilma Walter: Aufnahmebogen von Miss Elisabeth S., 29.5.1923
4 Stationäre Krankenkurve von Miss Elisabeth S., Blatt 1 (von 2), 29.6.-29.6.1923
5 Bemerkungen der Pflege (Rückseite der Krankenkurve), 3.6.-26.6.1923
6 Hilma Walter/Ita Wegman: Äußere Anwendungen und innere Medikation für Miss Elisabeth S., ca. 14.5.1924
7 Miss Elisabeth S.: Notiz der Behandlungsvorschrift, ca. Ende Juni 1924

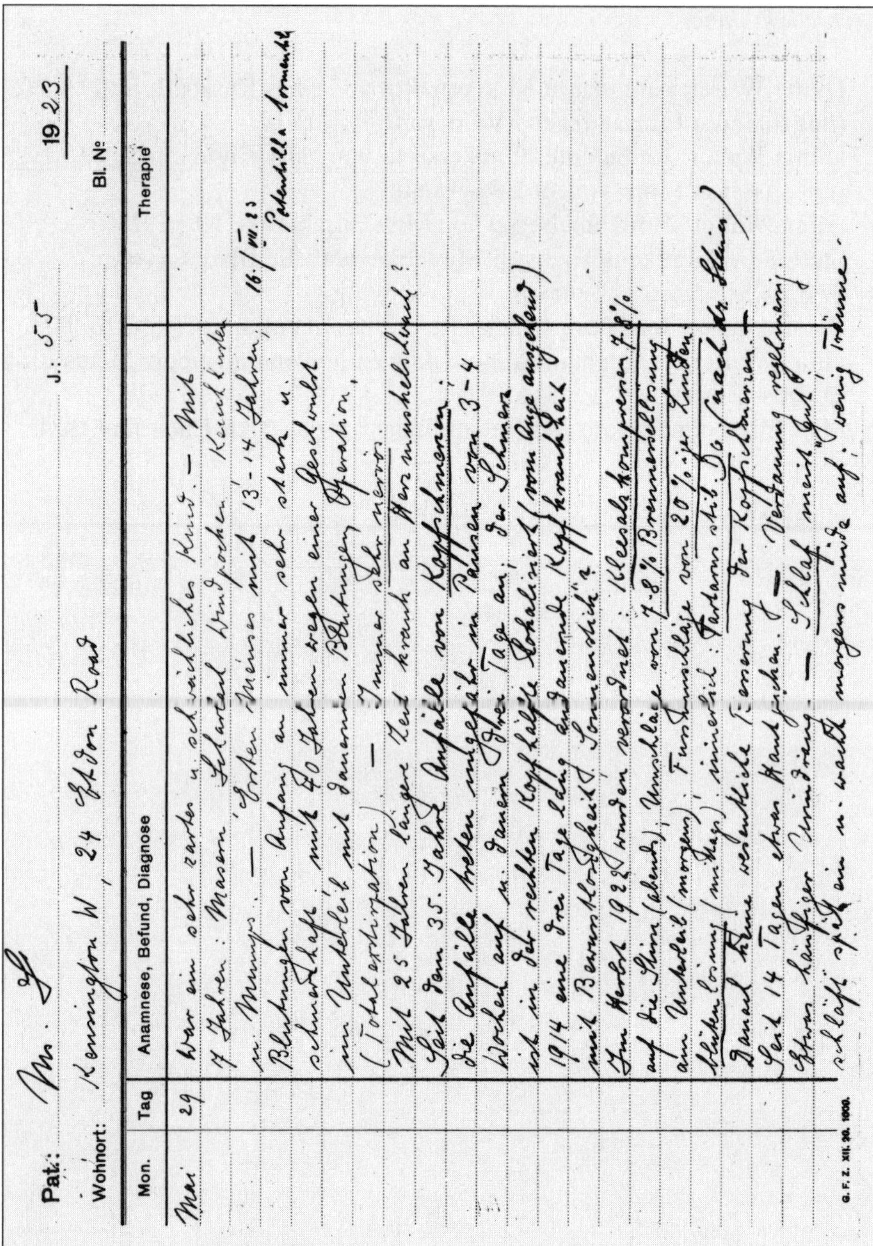

Pat.: Mrs. S.　J.: 55　1923

Wohnort: Kensington W, 24 Eldon Road　Bl. №

Mon.	Tag	Anamnese, Befund, Diagnose	Therapie
Mai	29	War ein sehr zartes u. schwächliches Kind. – Mit 7 Jahren: Masern, Scharlach, Windpocken, Keuchhusten u. Mumps. – Ersten Menses mit 13–14 Jahren; Blutungen von Anfang an immer sehr stark u. schmerzhaft. Mit 40 Jahren wegen einer Geschwulst im Unterleib mit dauernden Blutungen Operation. (Totalexstirpation). – Immer sehr nervös. Mit 25 Jahren längere Zeit krank an Herzmuskelschwäche? Seit dem 35. Jahre Anfälle von Kopfschmerzen; die Anfälle treten ungefähr in Pausen von 3–4 Wochen auf u. dauern drei Tage an; der Schmerz ist in der rechten Kopfhälfte lokalisiert (vom Auge ausgehend). 1914 eine drei Tage lang andauernde Kopfkrankheit mit Bewusstlosigkeit, Sonnenstich? Im Herbst 1922 wurden verordnet: Kleesalzkompressen 7–8% auf die Stirn (abends); Umschläge von 7–8% Brennessellösung am Unterleib (morgens); Fussumschläge von 20%iger Lindenblütenlösung (mittags); innerlich: Tartarus stib. D6 (nach Dr. Steiner). Danach keine wesentliche Besserung der Kopfschmerzen. – Seit 14 Tagen etwas Hautjucken. – Verdauung regelmässig. Etwas häufiger Urindrang. – Schlaf meist gut; schläft spät ein u. wacht morgens müde auf; wenig Träume.	16./VII.23 Potentilla tormentilla

G. F. Z. XII. 20. 1000.

1 Hilma Walter: Ambulante Krankenakte von Miss Elisabeth S., 29.5.1923 (mit späteren Eintragungen). Vorderseite

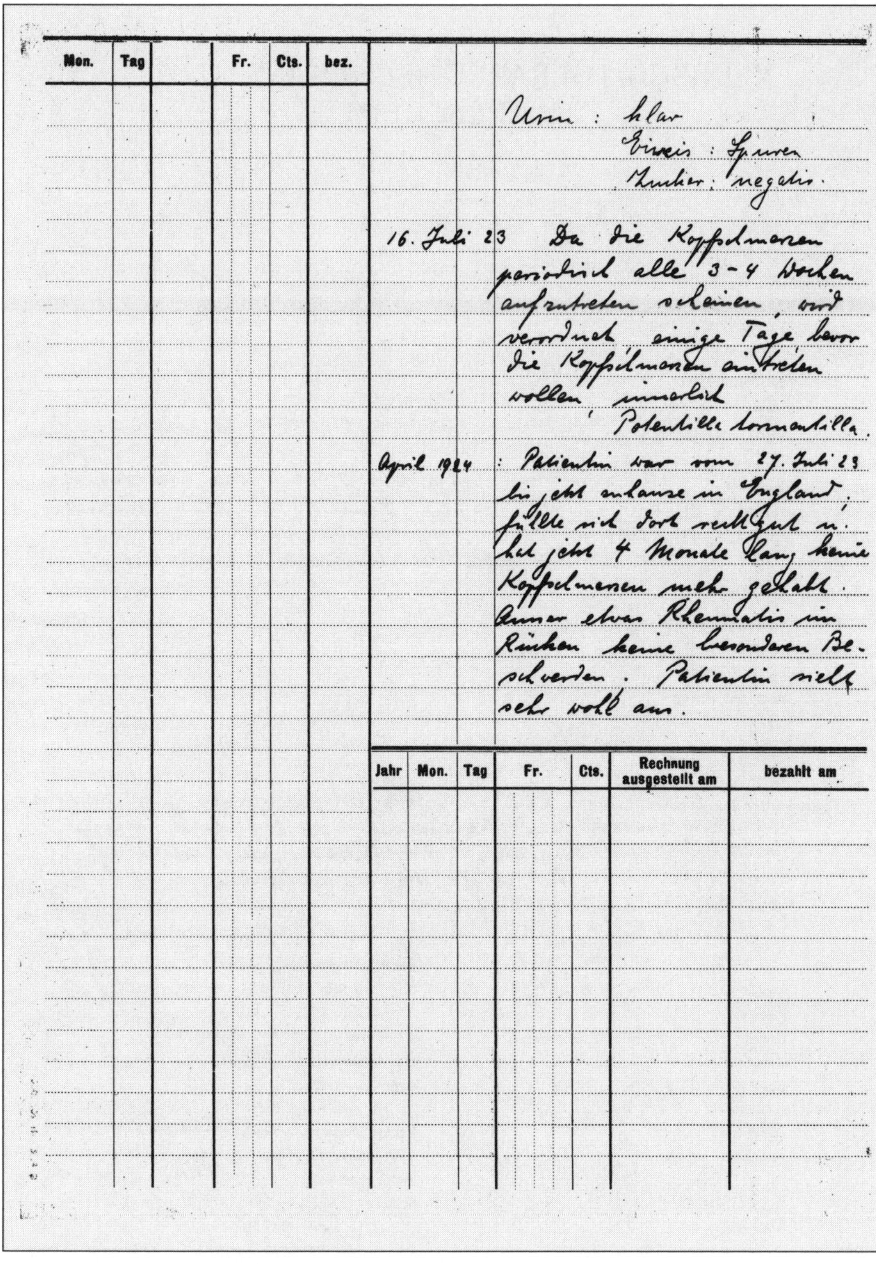

Mon.	Tag	Fr.	Cts.	bez.

Urin: klar
Eiweiss: Spuren
Zucker: negativ.

16. Juli 23 Da die Kopfschmerzen periodisch alle 3–4 Wochen aufzutreten scheinen, wird verordnet einige Tage bevor die Kopfschmerzen eintreten wollen, innerlich Potentilla tormentilla.

April 1924: Patientin war vom 27. Juli 23 bis jetzt zu Hause in England, fühlte sich dort recht gut u. hat jetzt 4 Monate lang keine Kopfschmerzen mehr gehabt. Ausser etwas Rheumatis im Rücken keine besonderen Beschwerden. Patientin sieht sehr wohl aus.

Jahr	Mon.	Tag	Fr.	Cts.	Rechnung ausgestellt am	bezahlt am

2 Hilma Walter: Ambulante Krankenakte von Miss Elisabeth S., 29.5.1923 (mit späteren Eintragungen). Rückseite

KLINISCH-THERAPEUTISCHES INSTITUT IN ARLESHEIM

Name: Mrs S.

Alter: 55 J.

Adresse:

Diagnose:

Anamnese:

Wachstumsgeschwindigkeit:

Zahnwechsel:

Sprechen gelernt:

Gehen gelernt:

Sexuelle Entwicklung: Erste Menses mit 13–14 J.; Blutungen stark u. schmerzhaft

Krankheiten: Sehr zartes Kind. hat mit 7 Jahren fast alle Kinderkrankheiten durchgemacht: Masern, Scharlach, Windpocken, Keuchhusten, Mumps.

Familienanamnese: Alle Familienmitglieder sehr zart u. nervös

Besondere Empfindlichkeit:

Jährliche Schwankungen:

Tag und Nacht:

Monatsschwankung:

Wärme:

Kälte:

Witterungswechsel:

Gegenwärtige Erkrankung: Mit 40 J. Eierstocksgeschwulst operativ entfernt (Totalextirpation), seitdem keine Blutungen mehr u. 2 J. lang. Wohlbefinden. Dann (1914) durch Sonnenstich drei Tage lang ein Zustand von Bewusstlosigkeit – Mit 25 J. Herzmuskelschwäche.
Mit 35 J. infolge Überanstrengung durch Kopfarbeit viel Kopfschmerzen.
Nach der Unterleibsoperation Besserung der Kopfschmerzen; aber [illegible]

Allgemeiner Befund:

Konstitution: mässig kräftig

Proportion: gut

Grösse: gross

Gewicht:

Haarfarbe: grau

Hautfarbe: blass

Muskelbau: mässig kräftig

Fettpolster: gering

Art der Bewegung: langsam

„ „ Perzeption: gut

Intelligenz:

Willensfunktion:

Stimmung: leicht deprimiert.

Spezielle Ausbildung:

Fertigkeit:

Augen:

Gehör: etwas schwerhörig

Geruchsinn:

Appetit: mässig

Besondere Vorliebe:

Harnentleerung: etwas häufiges Wasserlösen

Zucker: Eiweiss:

Stuhlentleerung: Etwas Neigung zu Obstipation

Schlaf: Braucht etwas lange zum Einschlafen, schläft dann ziemlich gut, träumt wenig; am Morgen aber müde.

3 Hilma Walter: Aufnahmebogen von Miss Elisabeth S., 29.5.1923. Vorderseite

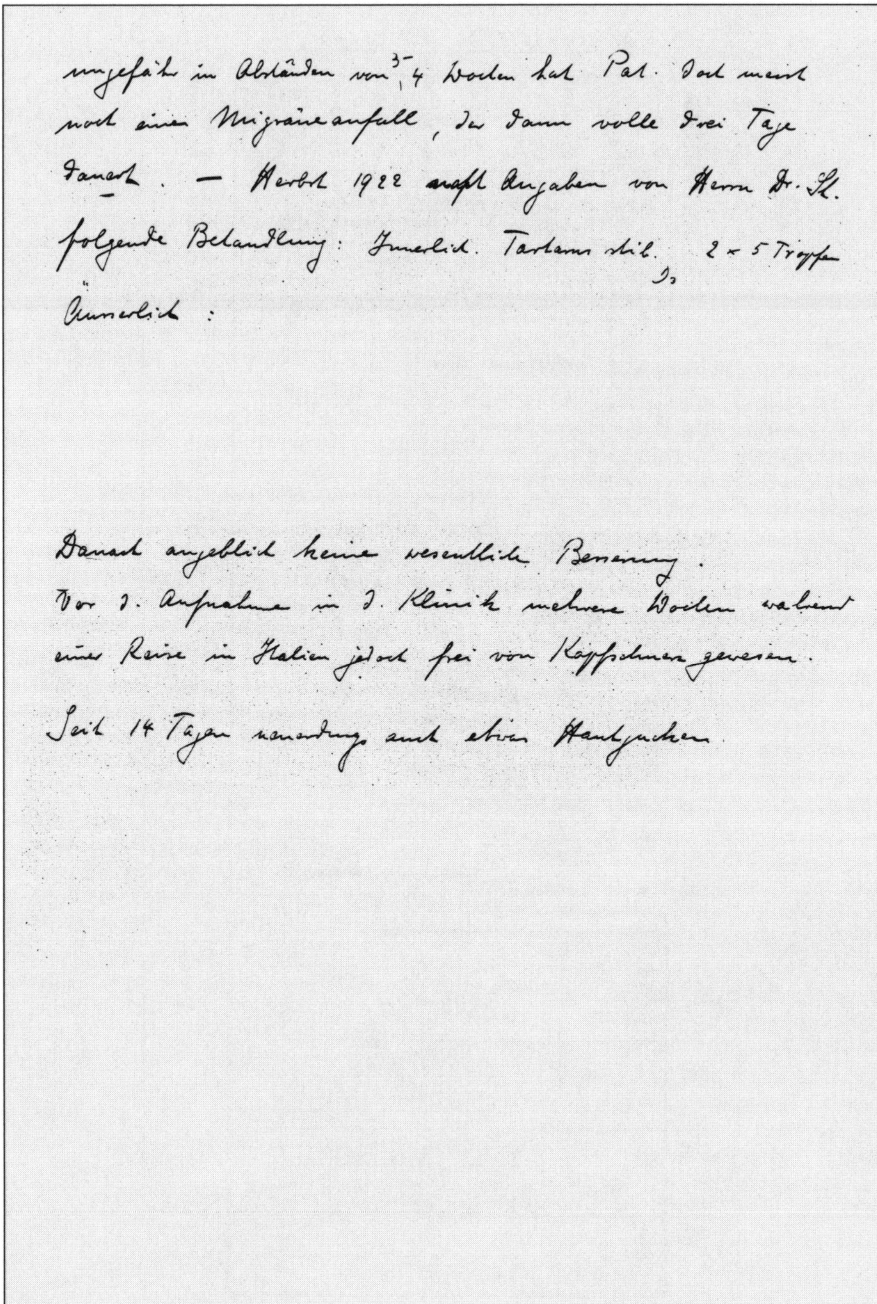
ungefähr in Abständen von 3–4 Wochen hat Pat. doch meist noch einen Migräneanfall, der dann volle drei Tage dauert. — Herbst 1922 nach Angaben von Herrn Dr. Sch. folgende Behandlung: Innerlich. Tartarus stib. D3 2 x 5 Tropfen
Äusserlich:

Danach angeblich keine wesentliche Besserung.
Vor d. Aufnahme in d. Klinik mehrere Wochen während einer Reise in Italien jedoch frei von Kopfschmerz gewesen.
Seit 14 Tagen neuerdings auch etwas Hautjucken.

4 Hilma Walter: Aufnahmebogen von Miss Elisabeth S., 29.5.1923. Rückseite

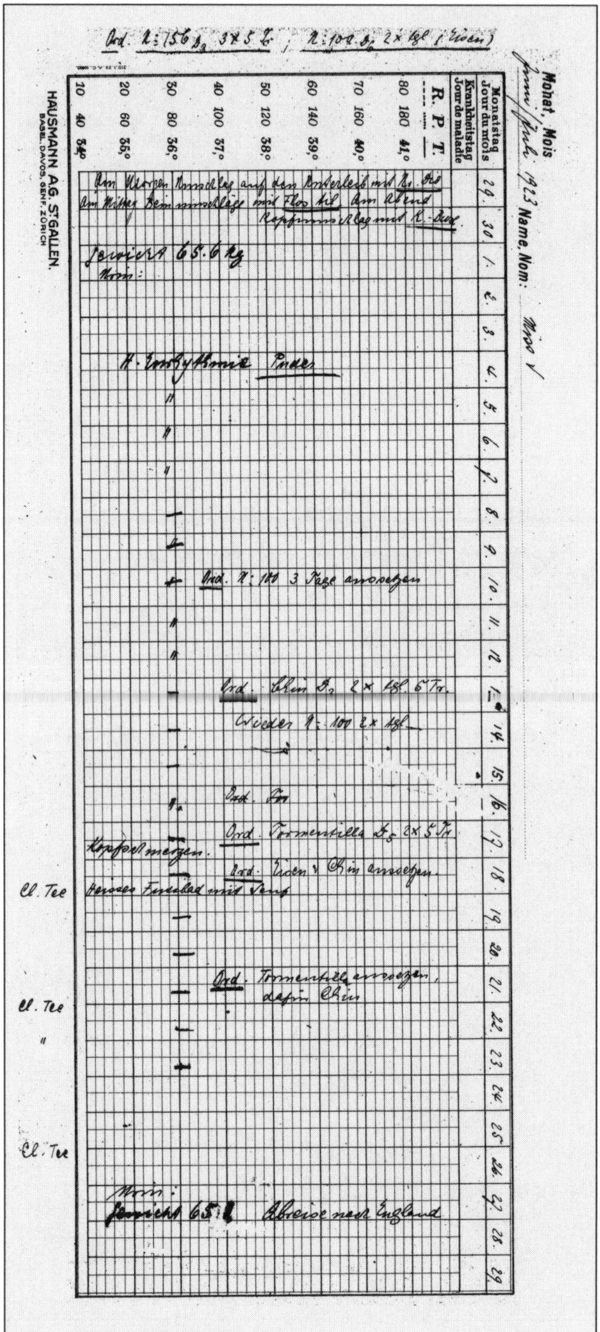

5 Stationäre Krankenkurve von Miss Elisabeth S., Blatt 1 (von 2), 29.6.-29.6.1923

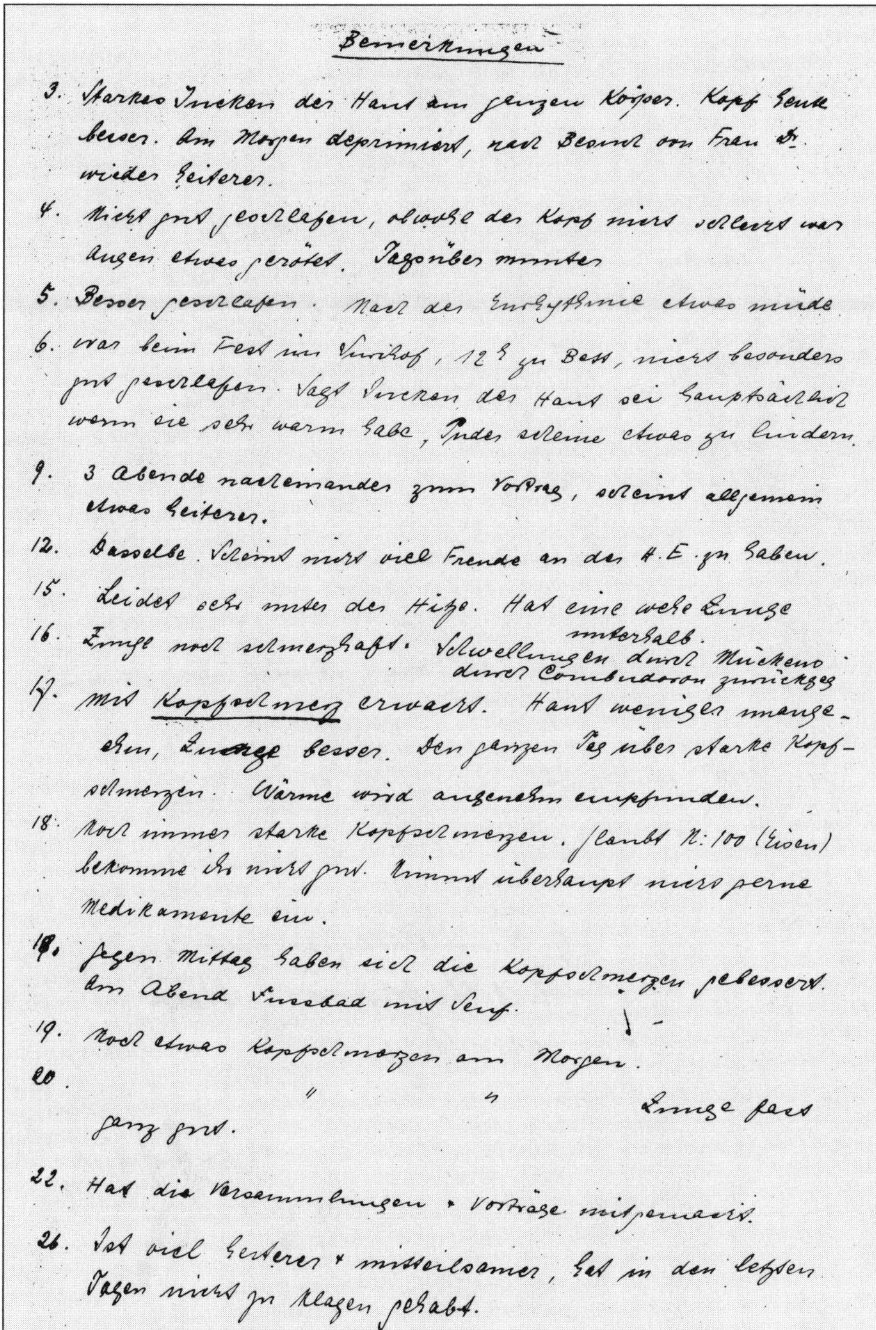

Bemerkungen

3. Starkes Jucken der Haut am ganzen Körper. Kopf heute besser. Am Morgen deprimiert, nach Besuch von Frau Dr. wieder heiterer.

4. Nicht gut geschlafen, obwohl der Kopf nicht schlecht war. Augen etwas gerötet. Tagsüber munter

5. Besser geschlafen. Nach der Eurythmie etwas müde

6. war beim Fest im Sonnhof, 12 h zu Bett, nicht besonders gut geschlafen. Sagt Jucken der Haut sei hauptsächlich wenn sie sehr warm habe, Puder scheine etwas zu lindern.

9. 3 Abende nacheinander zum Vortrag, scheint allgemein etwas heiterer.

12. Dasselbe. Scheint nicht viel Freude an der H.E. zu haben.

15. Leidet sehr unter der Hitze. Hat eine wehe Zunge

16. Zunge noch schmerzhaft. Schwellungen unterhalb durch Mückens[illegible] durch Combudoron zurückgeg.

17. mit Kopfschmerz erwacht. Haut weniger unangenehm, Zunge besser. Den ganzen Tag über starke Kopfschmerzen. Wärme wird angenehm empfunden.

18. Noch immer starke Kopfschmerzen. Glaubt N: 100 (Eisen) bekomme ihr nicht gut. Nimmt überhaupt nicht gerne Medikamente ein.

18. Gegen Mittag haben sich die Kopfschmerzen gebessert. Am Abend Fussbad mit Senf.

19. Noch etwas Kopfschmerzen am Morgen.

20. " " Zunge fast ganz gut.

22. Hat die Versammlungen + Vorträge mitgemacht.

26. Ist viel heiterer + mitteilsamer, hat in den letzten Tagen nicht zu klagen gehabt.

6 Bemerkungen der Pflege (Rückseite der Krankenkurve), 3.6.-26.6.1923

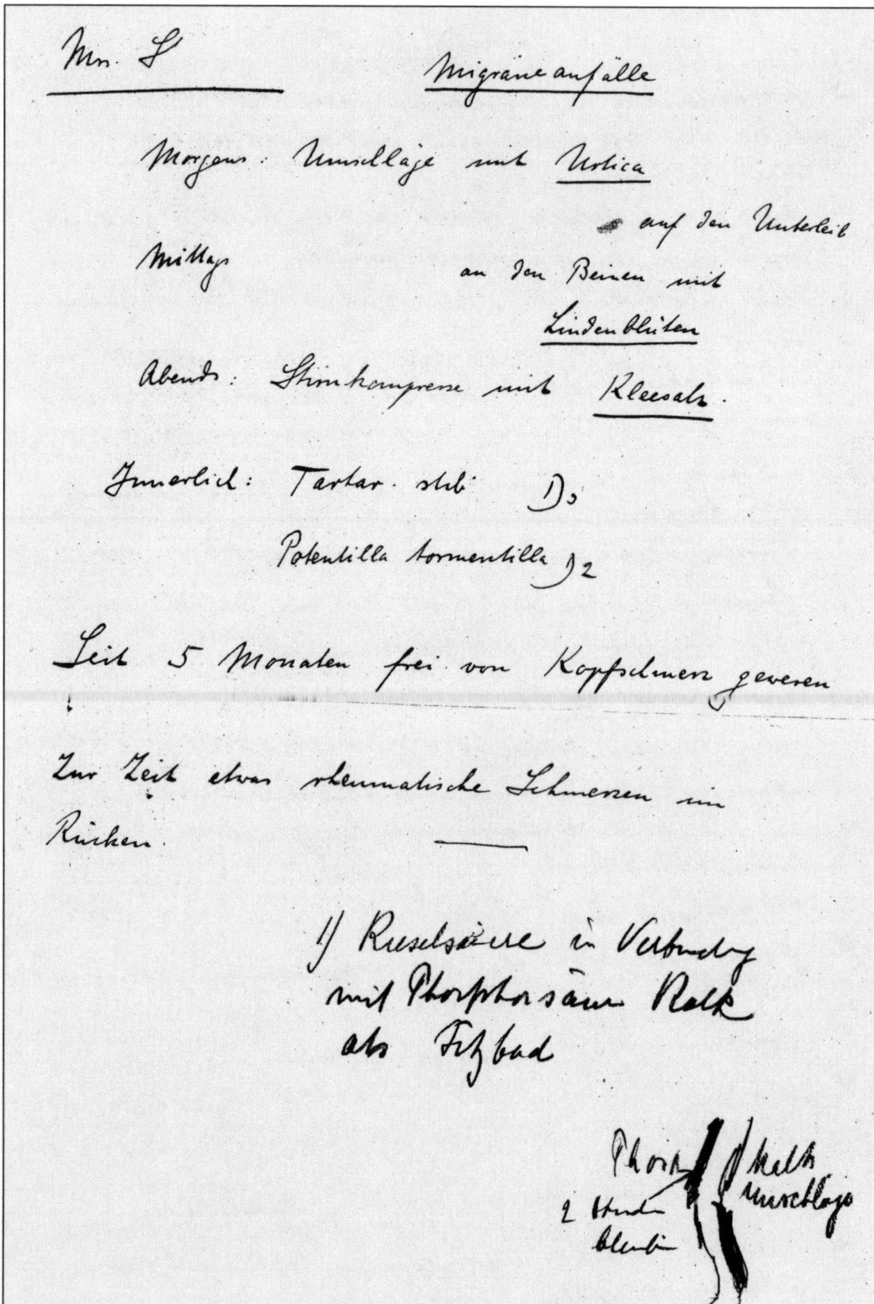

Mis. S — Migräneanfälle

Morgens: Umschläge mit Urtica

Mittags auf den Unterleib
an den Beinen mit
Lindenblüten

Abends: Stirnkompresse mit Kleesalz.

Innerlich: Tartar. stib. D3
Potentilla tormentilla D2

Seit 5 Monaten frei von Kopfschmerz gewesen!

Zur Zeit etwas rheumatische Schmerzen im Rücken.

1) Kieselsäure in Verbindung
mit Phosphorsaurem Kalk
als Fußbad

7 Hilma Walter/Ita Wegman: Äußere Anwendungen und innere Medikation für Miss Elisabeth S., ca. 14.5.1924

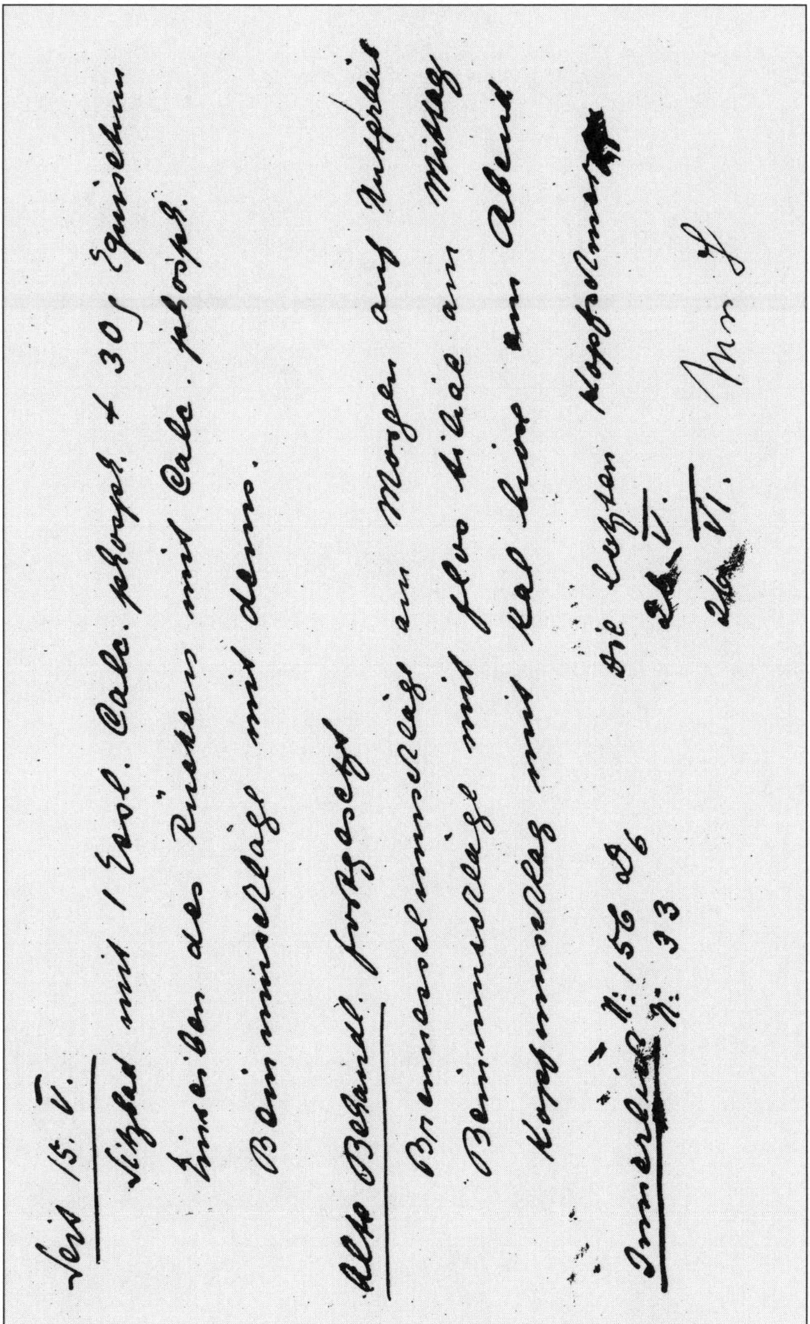

8 Miss Elisabeth S.: Notiz der Behandlungsvorschrift, ca. Ende Juni 1924

Literaturverzeichnis

Deventer, Madeleine P.: „Wie kam das medizinische Buch zustande?" In: Andreas von Grunelius (Hg.): *Ita Wegmans Erdenwirken aus heutiger Sicht.* Arlesheim [1] 1976, S. 8–10

Hoffmann, David: „Berichtigung zum Artikel von W. Holtzapfel: Zur Entstehungsgeschichte des Buches „Grundlegendes für eine Erweiterung der Heilkunst". In: Der Merkurstab. Heft 1, 1992, S. 46,

Holtzapfel, Walter: „Zu der vorangehenden Rede" (Manuskript Ita Wegmans). In: Rundbrief VI. der Medizinischen Sektion am Goetheanum, 1.5.1973.

- ders.: „Zu dem Manuskript von Frau Dr. Wegman". In: Rundbrief VII. der Medizinischen Sektion am Goetheanum, 1.2.1975.

- ders.: Zur Entstehungsgeschichte des Buches „Grundlegendes für eine Erweiterung der Heilkunst nach geisteswissenschaftlichen Erkenntnisse" von Rudolf Steiner und Ita Wegman. In: Der Merkurstab. Heft 4, 1991, S. 245–245.

- ders.: Weiteres zur Entstehungsgeschichte des Buches „Grundlegendes für eine Erweiterung der Heilkunst". In: Der Merkurstab. Heft 1, 1992, S. 46–47.

Selg, Peter: *Vom Logos menschlicher Physis. Die Entfaltung einer anthroposophischen Humanphysiologie im Werk Rudolf Steiners.* Dornach [1] 2000.

- ders.: *Anfänge anthroposophischer Heilkunst.* Dornach 2000.

- ders.: *Anthroposophische Ärzte. Lebens- und Arbeitswege im 20. Jahrhundert.* Dornach 2000

- ders.: I*ch bin für Fortschreiten". Ita Wegman und die medizinische Sektion.* Dornach [1] 2003.

- ders.: *Krankheit, Heilung und Schicksal des Menschen. Über Rudolf Steiners geisteswissenschaftliches Pathologie- und Therapieverständnis.* Dornach 2004.

- ders.: *Helene von Grunelius und Rudolf Steiners Kurse für die „jungen Mediziner".* Dornach 2003

- ders.: *Die Briefkorrespondenz der „jungen Mediziner". Eine dokumentarische Studie zur Rezeption von Rudolf Steiners „Jungmedizinerkursen".* Dornach 2005

- ders.: *„Die Medizin muss Ernst machen mit dem geistigen Leben". Rudolf Steiners Hochschulkurse für die „jungen Mediziner".* Dornach 2006.

- ders.: *Ita Wegman. Medizinisch-therapeutische Korrespondenzen.* Dornach 2007

- ders.: *„Ich bleibe bei Ihnen“. Rudolf Steiner und Ita Wegman. München, Pfingsten 1907 – Dornach, 1923–1925.* Stuttgart 2007

Steiner, Rudolf: *Der Mensch als Zusammenklang des schaffenden, bildenden und gestaltenden Weltenwortes.* GA 230. Dornach [7] 1993.

- ders.: *Das Initiatenbewusstsein.* GA 243. Dornach [6] 2004.

- ders: *Das Schicksalsjahr 1923 in der Allgemeinen Anthroposophischen Gesellschaft.* GA 259. Dornach [1] 1991.

- ders.: *Die Weihnachtstagung zur Begründung der Allgemeinen Anthroposophischen Gesellschaft 1923/24.* GA 260. Dornach [5] 1995.

- ders.: *Geisteswissenschaft und Medizin.* GA 312. Dornach [7] 1999.

- ders.: *Geisteswissenschaftliche Gesichtspunkte zur Therapie.* GA 313. Dornach [5] 2001.

- ders.: *Physiologisch-Therapeutisches auf Grundlage der Geisteswissenschaft.* GA 314. Dornach [3] 1989.

- ders.: *Heileurythmie.* GA 315. Dornach [5] 2003.

- ders.: *Meditative Betrachtungen und Anleitungen zur Vertiefung der Heilkunst.* GA 316. Dornach [4] 2003.

- ders.: *Anthroposophische Menschenerkenntnis und Medizin.* GA 319. Dornach [3] 1994.

Steiner, Rudolf/Wegman, Ita: *Grundlegendes für eine Erweiterung der Heilkunst nach geisteswissenschaftlichen Erkenntnissen.* GA 27. Dornach [7] 1991.

Wegman, Ita: „Die Entstehung der anthroposophischen Medizin.“ In: Emanuel Zeylmans van Emmichoven: *Wer war Ita Wegman. Eine Dokumentation.* Band 1, S. 304–308.

- dies.: „Vorrede“ (Manuskript zu „Grundlegendes für eine Erweiterung der Heilkunst nach geisteswissenschaftlichen Erkenntnissen“). In: Rundbrief Nr. VI der Medizinischen Sektion am Goetheanum, 1.5.1973.

- dies.: Manuskript zu „Grundlegendes für eine Erweiterung der Heilkunst nach geisteswissenschaftlichen Erkenntnissen“. In: Rundbrief Nr. VII der Medizinischen Sektion am Goetheanum, 1.2.1975.

Zeylmans van Emmichoven, Emanuel: *Wer war Ita Wegman. Eine Dokumentation. 3 Bände.* Heidelberg [1] 1990/92.

Buchpublikationen des Ita Wegman Instituts für anthroposophische Grundlagenforschung

Peter Selg

A Studien zu Ita Wegman

1. *„Ich bin für Fortschreiten". Ita Wegman und die Medizinische Sektion.* Dornach [1] 2002
2. *Die letzten drei Jahre. Ita Wegman in Ascona 1940-1943.* Dornach [1] 2004
3. *Geistiger Widerstand und Überwindung. Ita Wegman 1933-1935.* Dornach 2005
4. *Sterben, Tod und geistiges Leben. Die Kondolenzbriefe Ita Wegmans und das Todesverständnis der anthroposophischen Geisteswissenschaft.* Dornach 2005
5. *Ita Wegman und Arlesheim.* Dornach 2006
6. *„Ich bleibe bei Ihnen". Rudolf Steiner und Ita Wegman. München, Pfingsten 1907. Dornach 1923-1925.* Stuttgart 2007.

B Studien zu den geistigen Grundlagen der anthroposophischen Medizin

1. *Vom Logos menschlicher Physis. Die Entfaltung einer anthroposophischen Humanphysiologie im Werk Rudolf Steiners.* Dornach [1] 2000
2. *Krankheit und Christus-Erkenntnis. Anthroposophische Medizin als christliche Heilkunst.* Dornach [1] 2001
3. *Krankheit, Heilung und Schicksal des Menschen. Über Rudolf Steiners geisteswissenschaftliches Pathologie- und Therapieverständnis.* Dornach 2004.
4. (Hg.) *Rudolf Steiner. Quellentexte für die Wissenschaften. Band 3 und 4: Physiologische Menschenkunde/Pathologie und Therapie.* Dornach 2004.
5. *Mysterium cordis. Studien zu einer sakramentalen Physiologie des Herzorganes. Aristoteles, Thomas von Aquin, Rudolf Steiner.* Dornach 2004
6. *Die „Wärme-Meditation".* Dornach [1] 2005
7. *Christliche Medizin.* Dornach 2005

Buchpublikationen des Ita Wegman Instituts für anthroposophische Grundlagenforschung

Peter Selg

C Studien zur Geschichte der anthroposophischen Medizin

1. *Anfänge anthroposophischer Heilkunst.* Dornach 2000.
2. (Hg.) *Anthroposophische Ärzte. Lebens- und Arbeitswege im 20. Jahrhundert.* Dornach 2000
3. *Helene von Grunelius und Rudolf Steiners Kurse für die „jungen Mediziner“.* Dornach 2003
4. *Gerhard Kienle. Leben und Werk.* 2 Bände. Dornach 2003
5. *Die Briefkorrespondenz der „jungen Mediziner“. Eine dokumentarische Studie zur Rezeption von Rudolf Steiners „Jungmedizinerkursen“.* Dornach 2005
6. *„Die Medizin muss Ernst machen mit dem geistigen Leben“. Rudolf Steiners Hochschulkurse für die „jungen Mediziner“.* Dornach 2006.
7. (Hg.) *Ita Wegman. Medizinisch-therapeutische Korrespondenzen.* Dornach 2007

D. Studien zur anthroposophischen Pädagogik und Heilpädagogik

1. *(Hg.). Eugen Kolisko. Vom therapeutischen Charakter der Waldorfschule.* Dornach 2002
2. *(Hg.) Georg von Arnim. Meditative Aufzeichnungen.* Dornach 2003
3. *Der Engel über dem Lauenstein. Siegfried Pickert, Ita Wegman und die Heilpädagogik.* Dornach 2004.
4. *„Eine grandiose Metamorphose“. Zur geisteswissenschaftlichen Anthropologie und Pädagogik des Jugendalters.* Dornach 2005.
5. *Der therapeutische Blick. Rudolf Steiner sieht Kinder.* Dornach 2005
6. *Willfried Immanuel Kunert. Zur Lebens- und Therapiegeschichte eines Kindes aus dem Heilpädagogischen Kurs.* Dornach 2006
7. *Ita Wegman und Karl König. Eine biographische Dokumentation.* Dornach 2007.

Buchpublikationen des Ita Wegman Instituts für anthroposophische Grundlagenforschung

Peter Selg

E Studien zur Allgemeinen Anthroposophie und Christologie

1. *„Es war einer krank." Die Heilungen in den Evangelien.* Stuttgart 2003
2. *Rudolf Steiner und das Fünfte Evangelium.* Dornach 2005.
3. *Die Kultur der Selbstlosigkeit. Rudolf Steiner, das Fünfte Evangelium und das Zeitalter der Extreme.* Dornach 2006.
4. *Die Arbeit des Einzelnen und der Geist der Gemeinschaft. Rudolf Steiner und das Soziale Hauptgesetz.* Dornach 2007.
5. *Vom Umgang mit dem Werk Rudolf Steiners. Ursprung, Krise und Zukunft des Dornacher Goetheanums.* Dornach 2007.
6. *Rudolf Steiner. Zur Gestalt eines geistiges Lehrers. Eine Einführung.* Dornach 2007.
7. *Rudolf Steiners innere Situation zur Zeit der Philosophie der Freiheit.* Dornach 2007

F Studien zu Schülern und Mitarbeitern Rudolf Steiners

1. *Michael Bauer. Ein esoterischer Schüler Rudolf Steiners.* Dornach 2006
2. *Marie Steiner-von Sivers. Aufbau und Zukunft des Werkes von Rudolf Steiner.* Dornach 2006
3. *Edith Maryon, Rudolf Steiner und die Dornacher Christus-Plastik.* Dornach 2006
4. *Karl König und die Anthroposophie.* Dornach 2006

G Weitere biographische Arbeiten

1. *Friedrich Schiller. Die Geistigkeit des Willens.* Dornach 2005
2. *Der geistige Weg von Hans und Sophie Scholl.* Dornach [1] 2006
3. *Rainer Maria Rilke und Franz Kafka. Lebensweg und Krankheitsschicksal im 20. Jahrhundert.* Dornach 2007

H Übersetzungen von Büchern des Ita Wegman Instituts in andere Sprachen

1. *Seeing Christ in Sickness and Healing.* Edinburgh 2005
2. *Eu Sou Por Progedir.* Sao Paulo 2005
3. *Gli ultimi tre anni. Ita Wegman ad Ascona 1940–1943.* Torino 2007

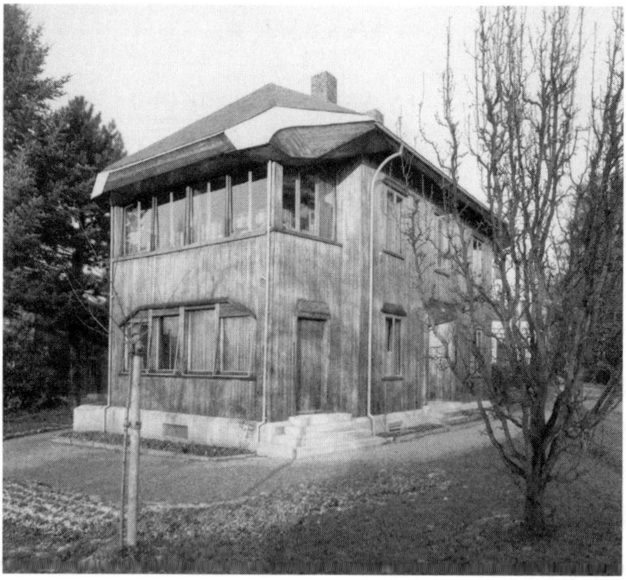

Ita Wegman Institut
für anthroposophische
Grundlagenforschung

Forschungs- und Lehrinstitut für
anthroposophische Geisteswissenschaft
Pfeffingerweg 1A, CH-4144 Arlesheim
wegmanarchiv@wegmanklinik.ch

Die Arbeiten des Ita Wegman Instituts werden von
verschiedenen Stiftungen
– in erster Linie der Software AG-Stiftung (Darmstadt) –
sowie einem internationalen Freundes- und Förderkreis unterstützt.